JN112445

野口整体でみる心と体

愉(ゆ)気(き)便り

1

自然健康道場　安井整体

安井誠　安井州子

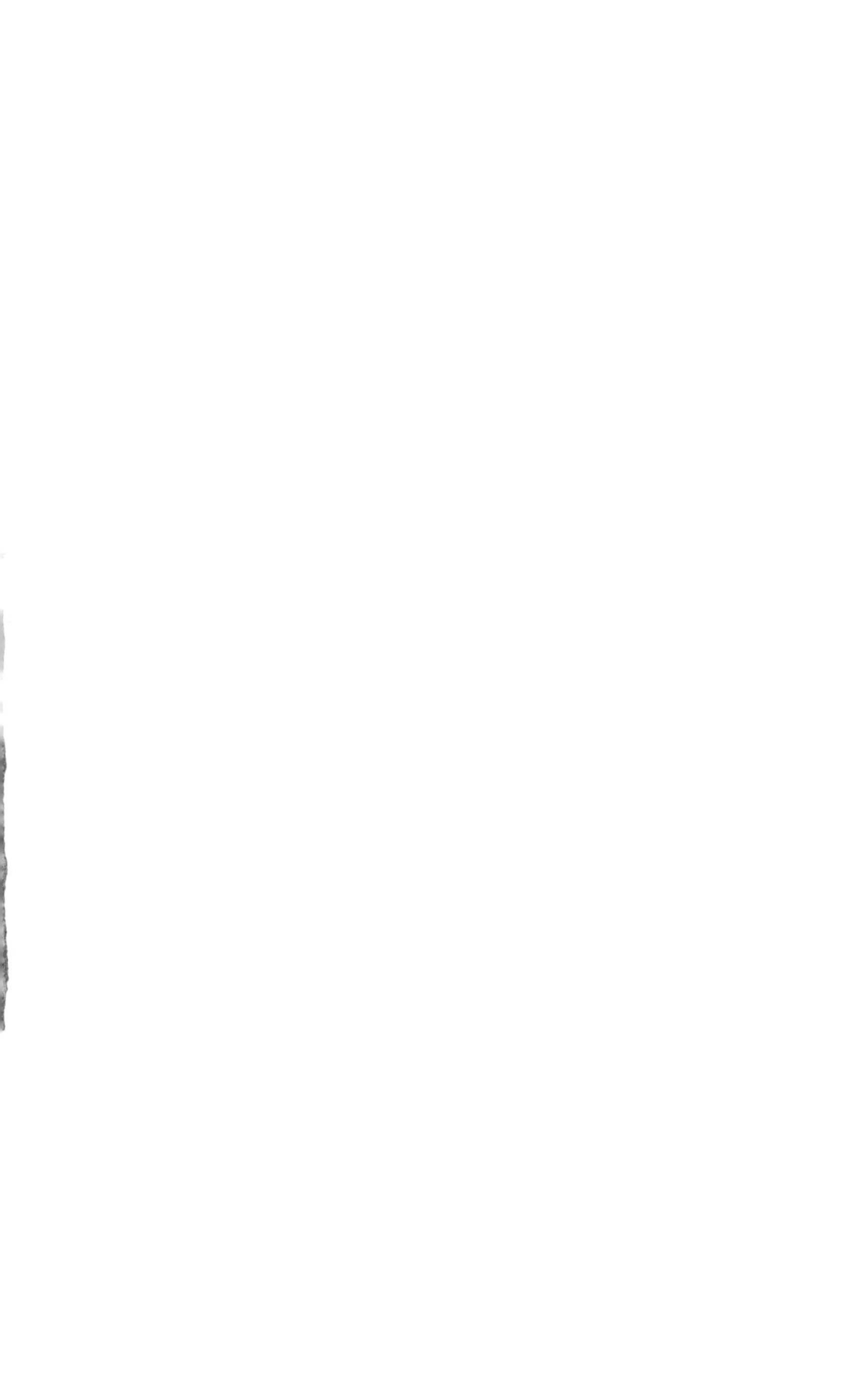

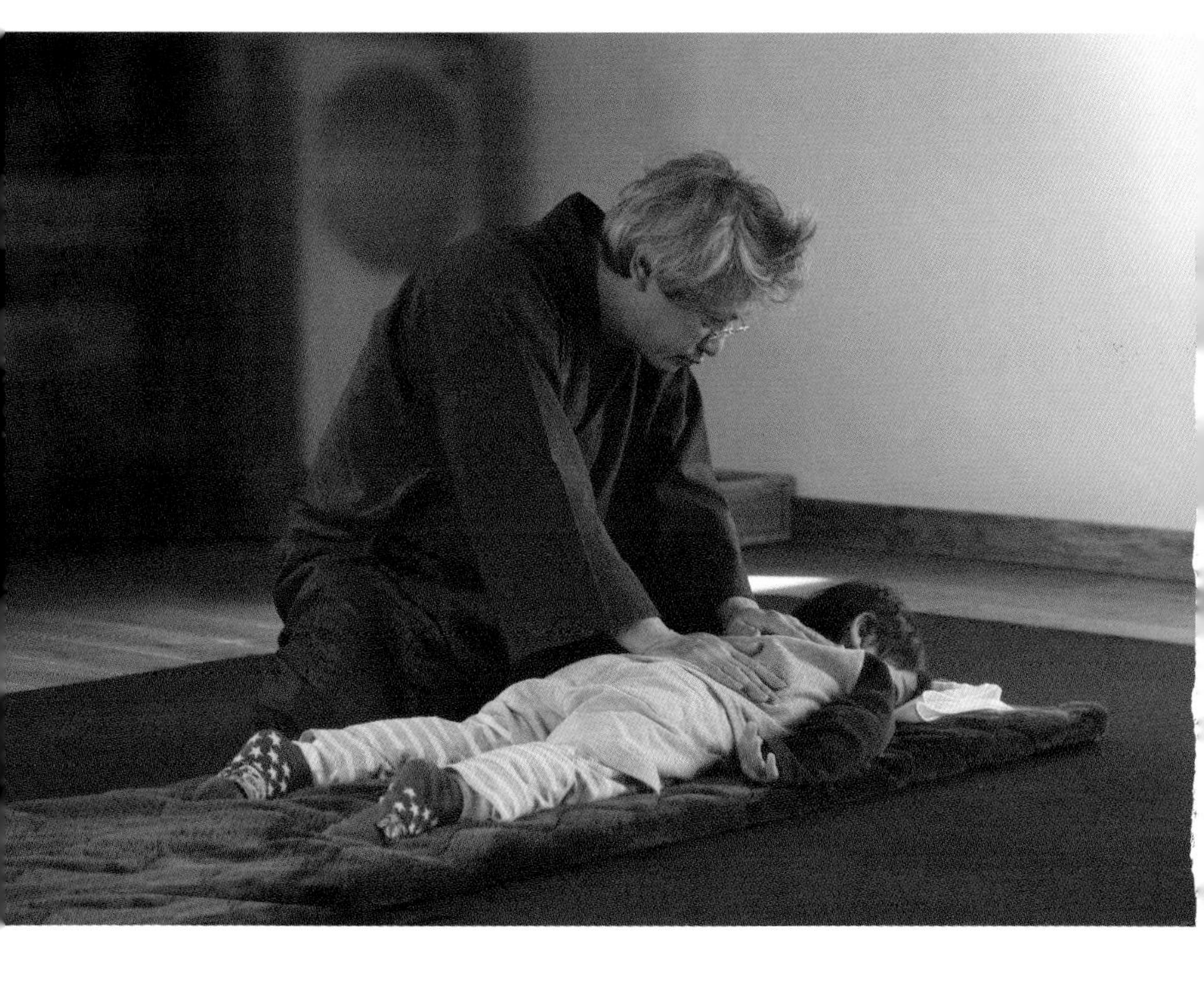

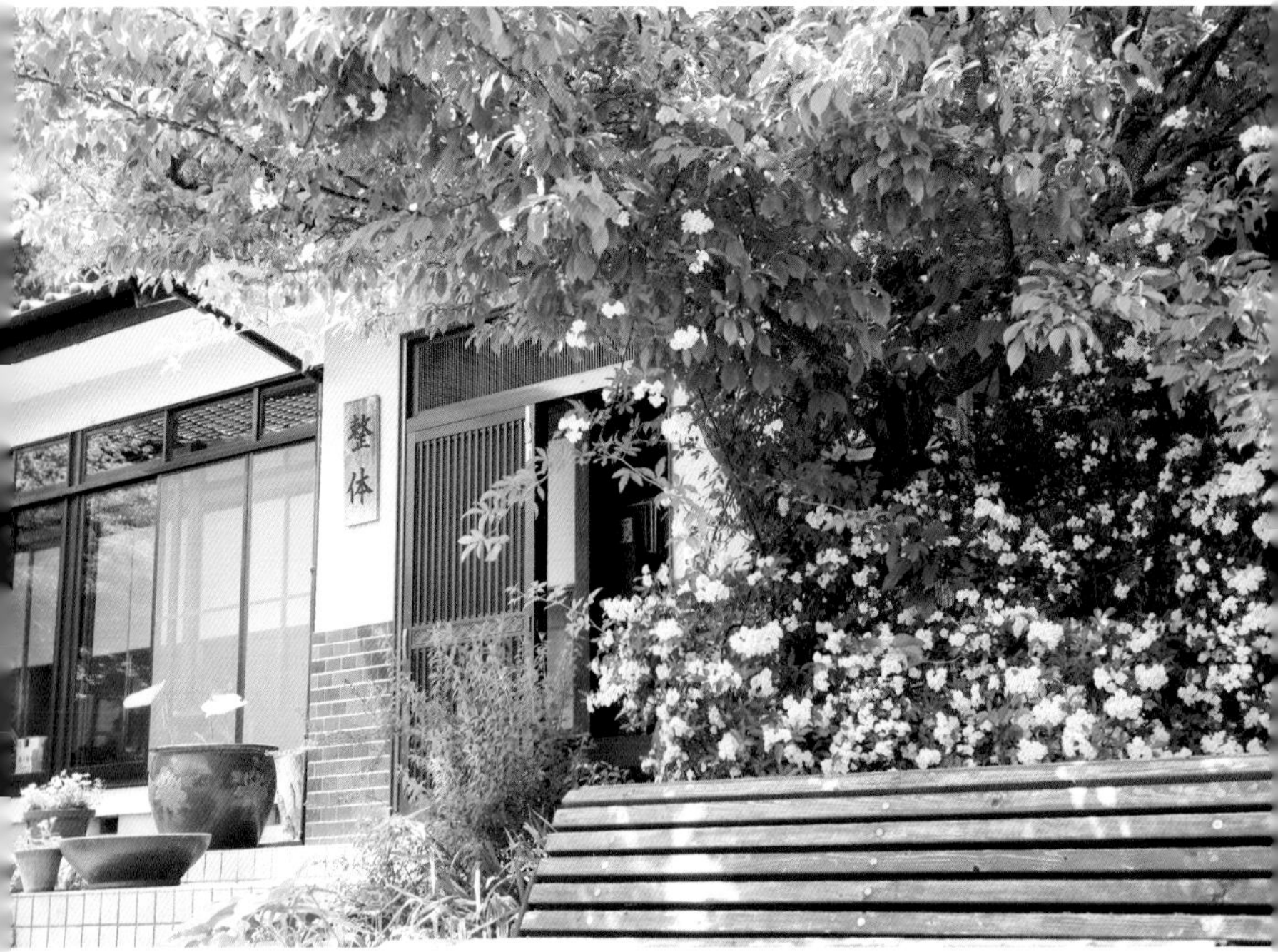

整体

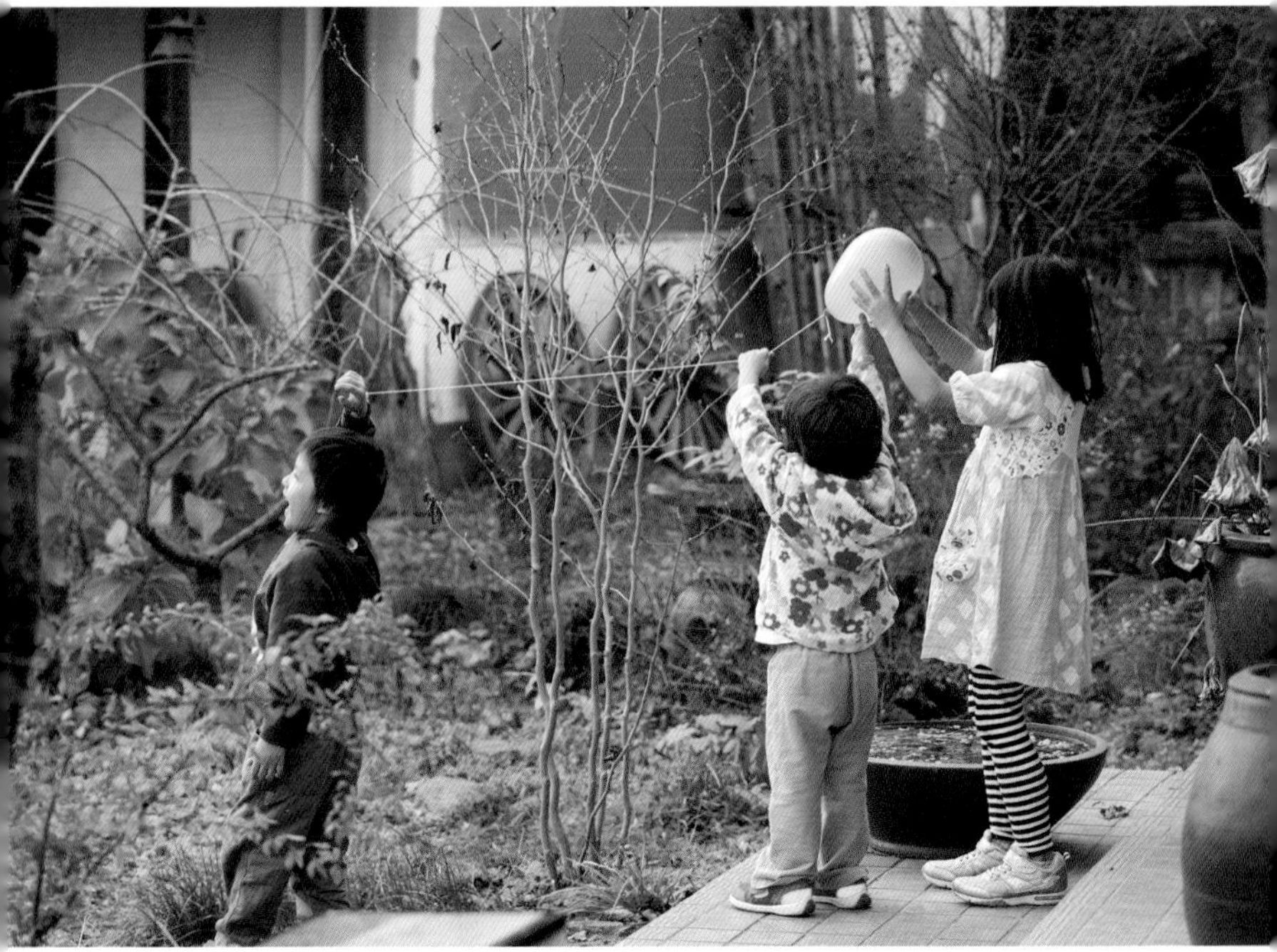

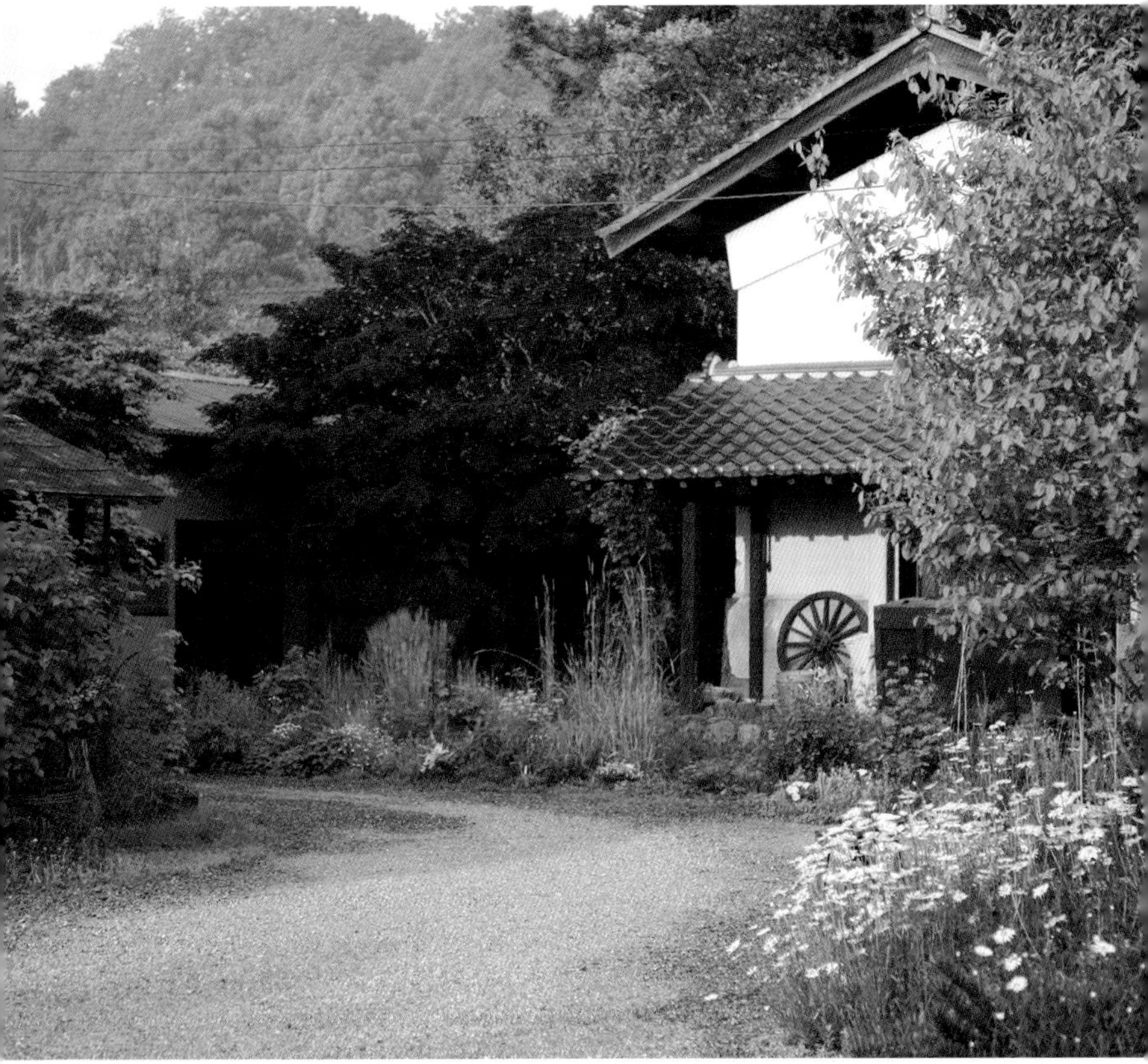

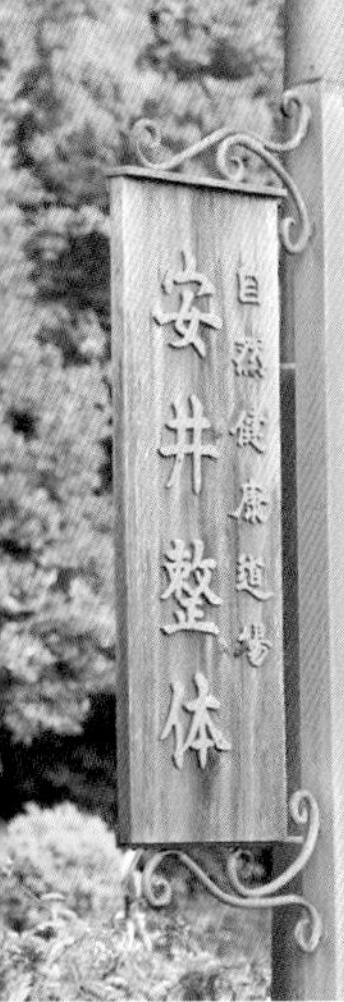
自然健康道場
安井整体

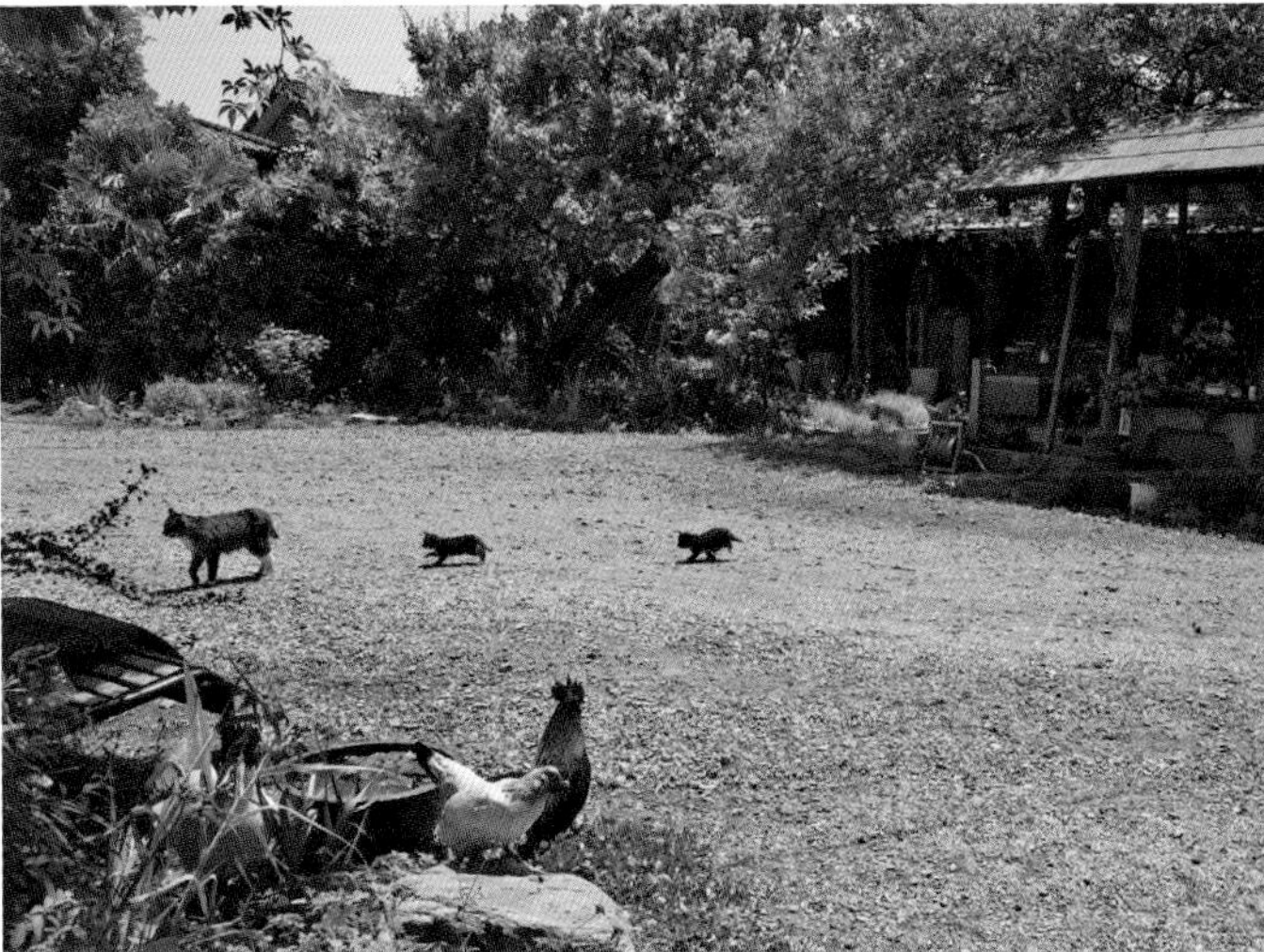

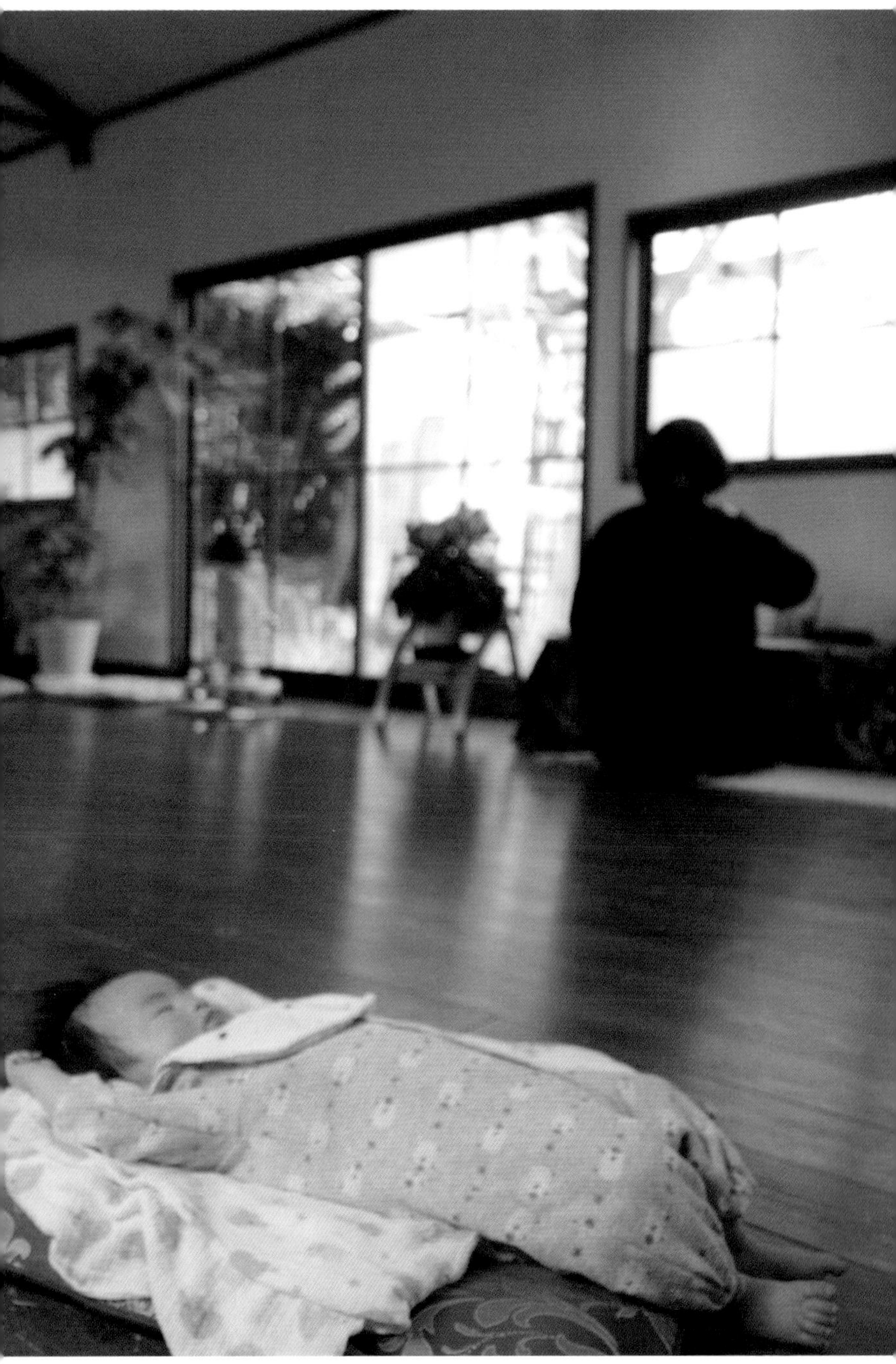

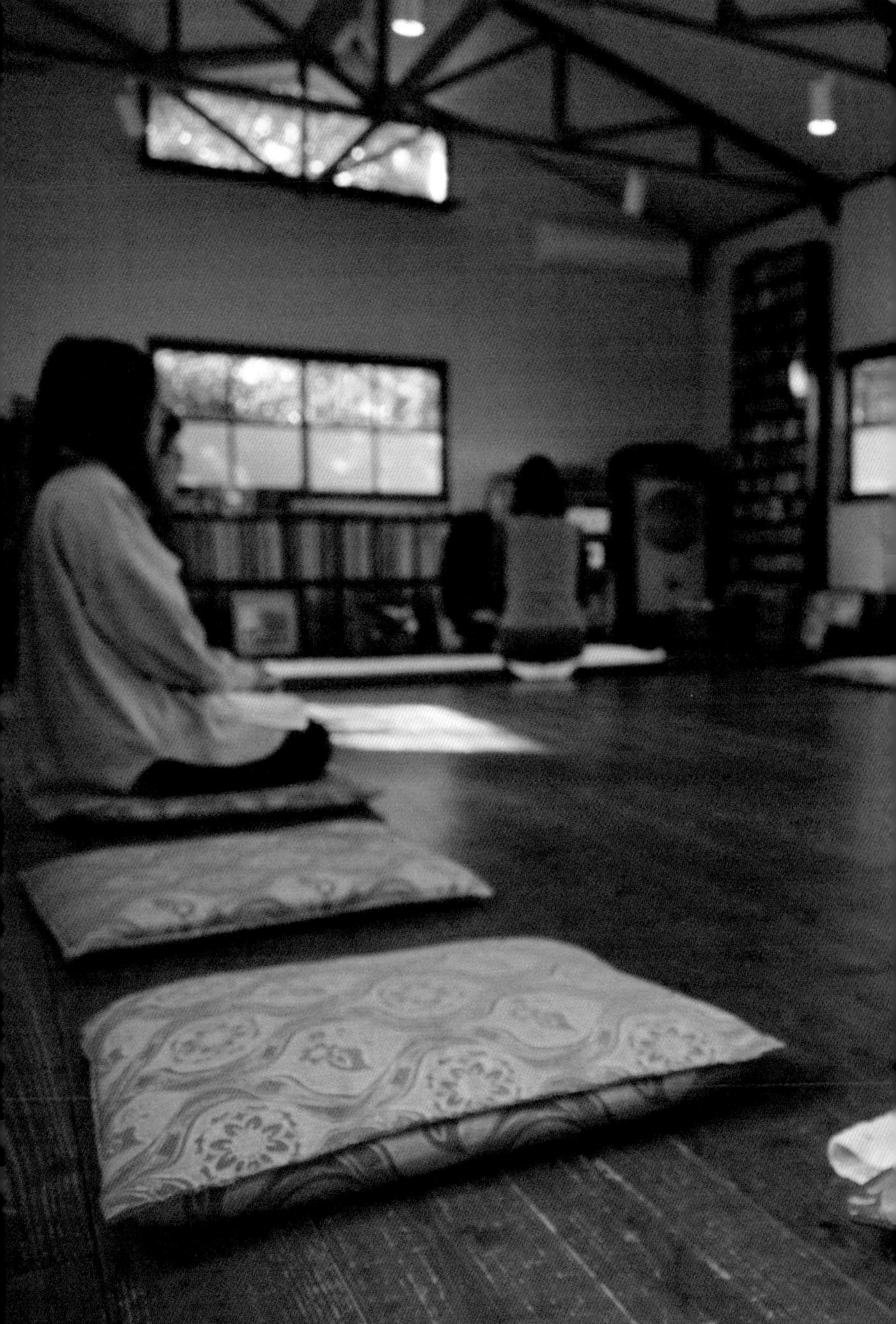

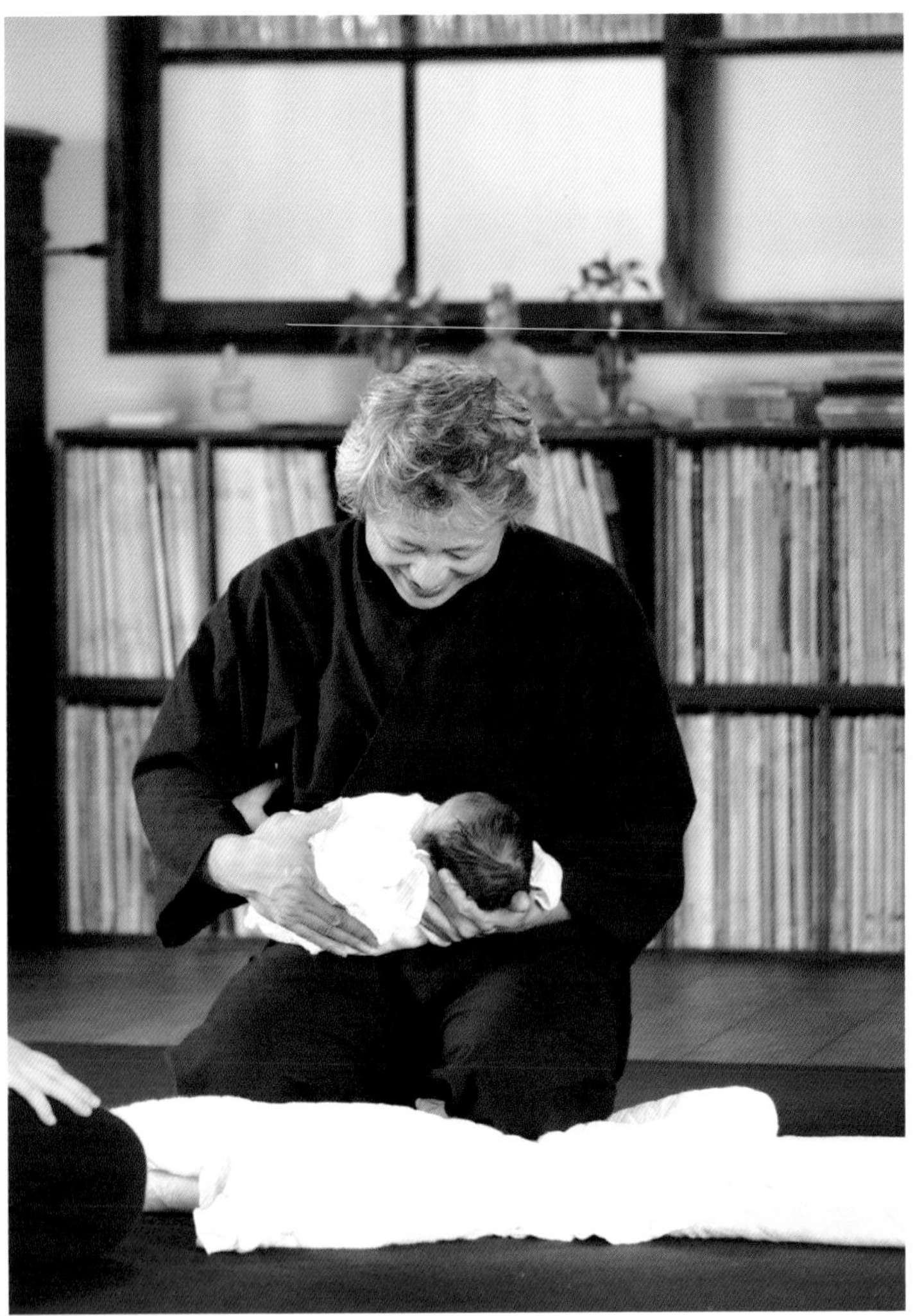

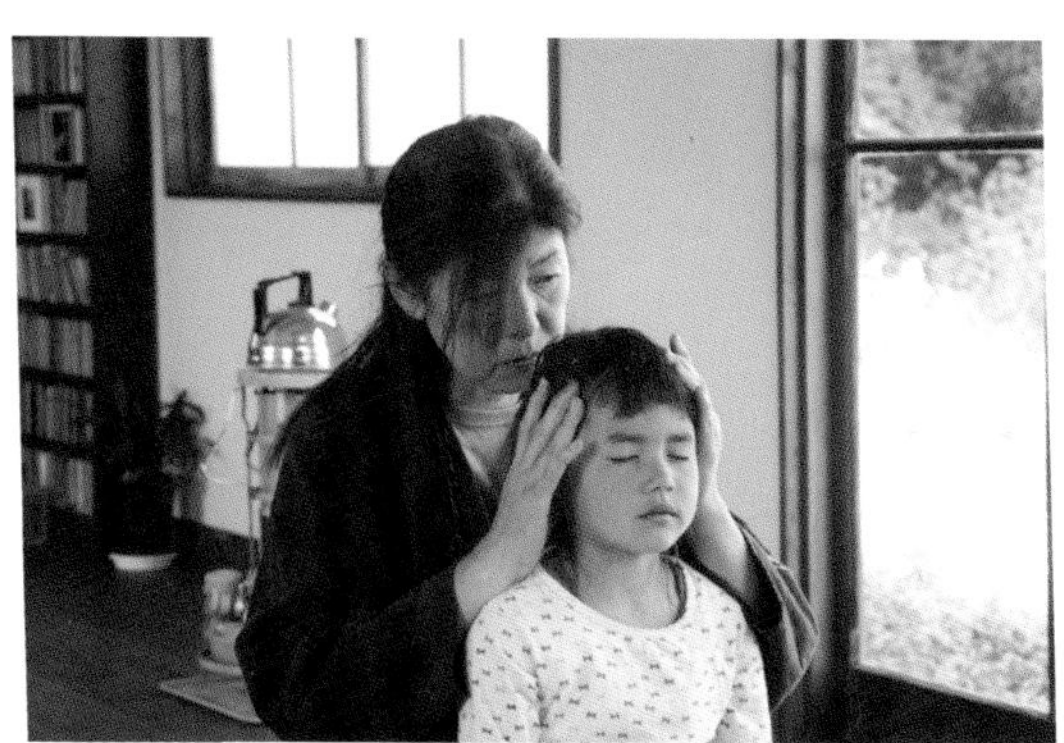

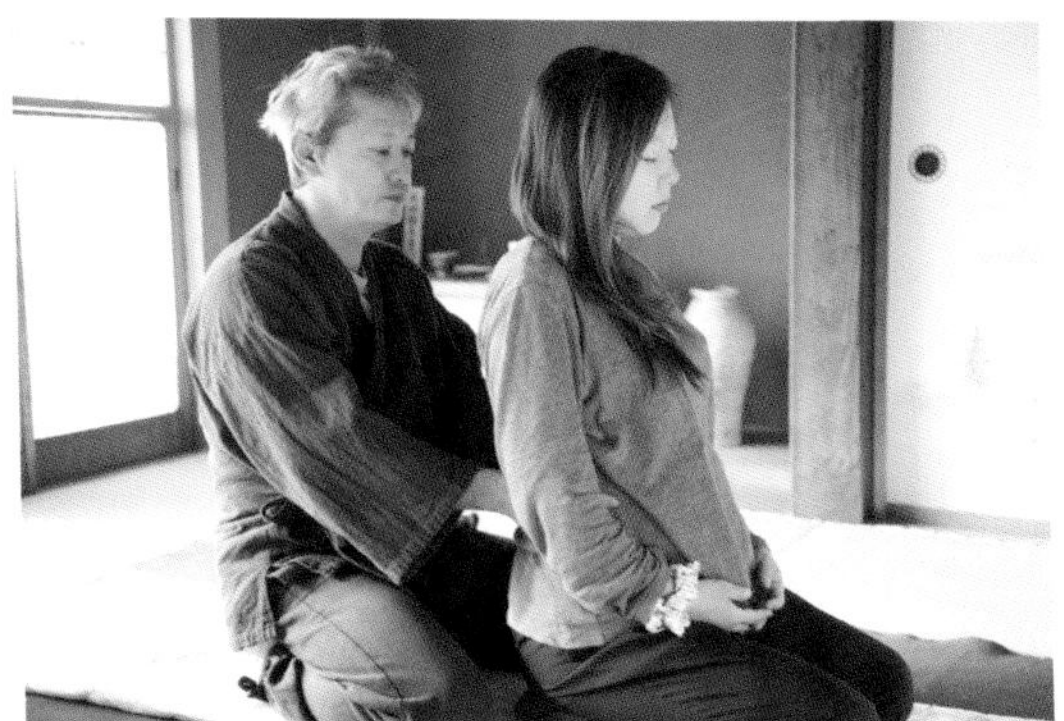

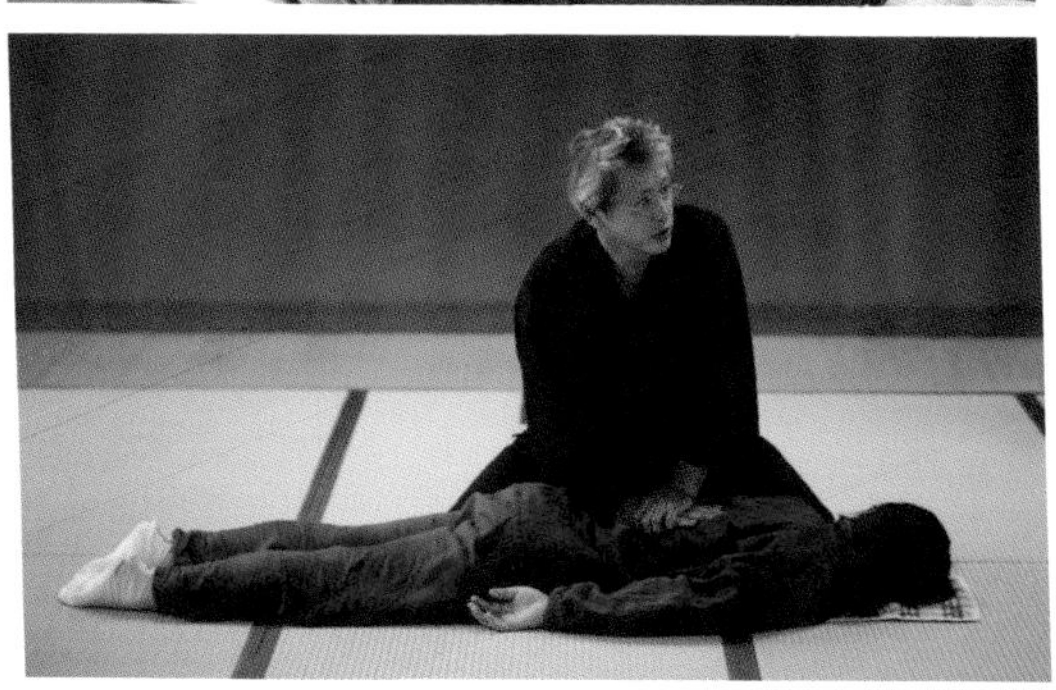

下：講座風景

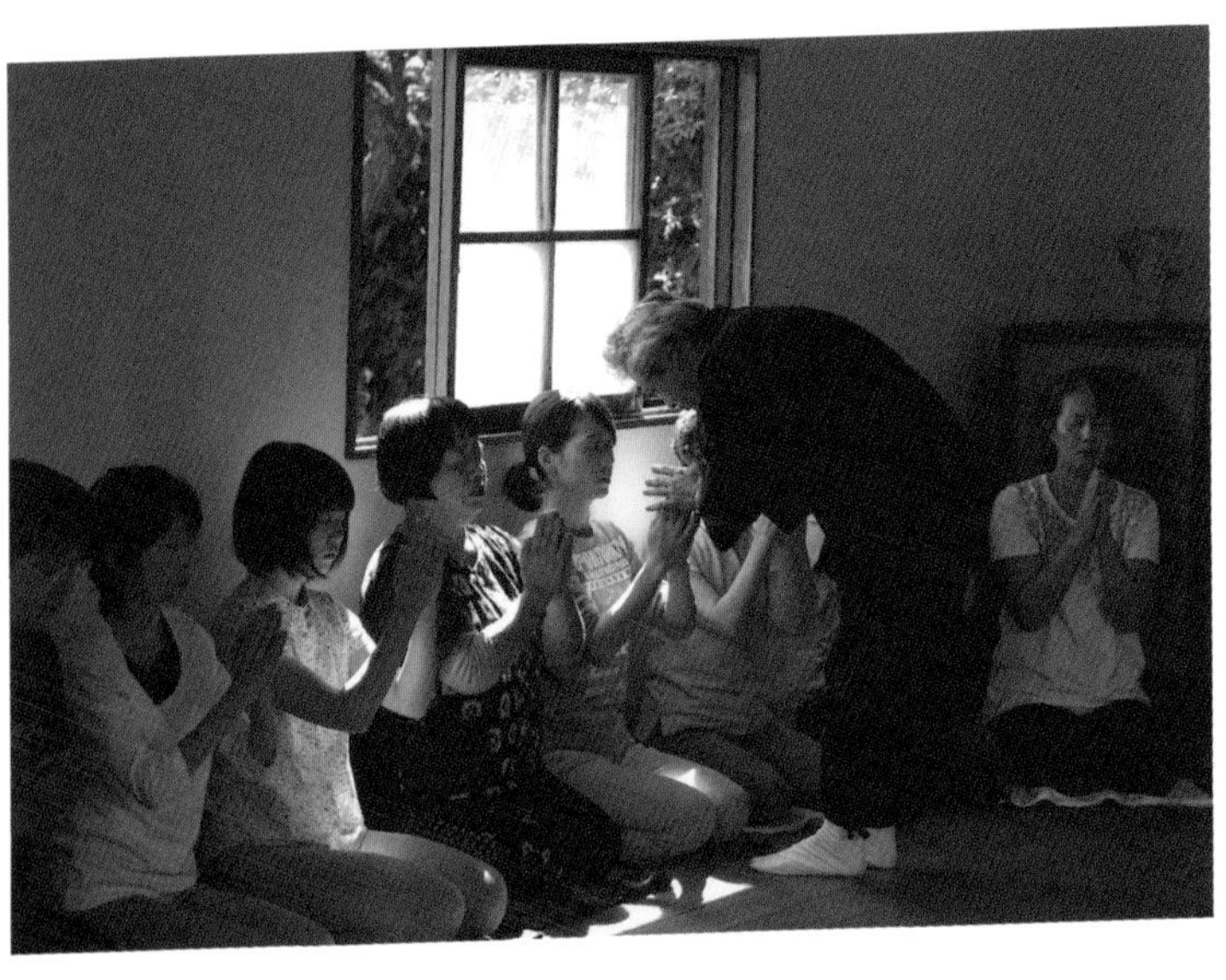

はじめに――愉気(ゆき)とはなにか

整体操法をまだ受けたことのない人にとって、整体がなにをしているものなのかは想像しにくいものだと思いますが、実際に受けた人たちからも「なにをされたのかよくわからなかった」と言われることがあります。

たしかに、整体の現場というものは、そこではいったいなにが行われているのか、なかなかわかりづらいものだと思います。

なにをしているのかよくわからない理由は、整体というものが、なにをするかということよりも、しないことのほうに重きを置いているからかもしれません。

人というものは、なにをしても、なるようにしかなっていかないものですが、なにもしなくても、なるべくしてなっていってしまうものです。

病気が治らないという人がいます。

本人の意識は「苦しいのは嫌だ」「はやく病気を治したい」と思っていますが、心の底の無意識下では「自分はこういうものだ」と思ってしまって、それを受け入れてしまっています。その場合、意識的に治そうといくら頑張っていても、人の体というものは、無意識でそう思ってしまっている通りになっていきます。

だから僕たちは、相手の体に触れて働きかけをしてはいますが、その働きかけが相手の心に響かないものであったら、体は変わらないものだと思っています。

それは、その無意識の心の向きを変えることができたら、その人はなにもしなくても勝手に良くなっていってしまうということでもあります。

その無意識の方向性や心の持ち方を導いてくれるのが愉気であり、愉気の心です。

それから、首の曲がりや骨盤の歪みをバキッと矯正してしまうような技術のほうばかりに人の目はいってしまうものだと思いますが、僕たちの関心ごとは、こういったことをなにもしていないときのほうにあります。

それどころか、なにもしないで、ただ、相手の体に手で触れて気を通わせているときのほうが重要だとさえ思っています。

この、なにもしていないように見えるときにしていることを、僕たちは「愉気」と呼んでいます。

愉気というのは、自分の手とその手が触れているところに気を集めて、相手と自分を一体化させるように気を通していく行為です。

体の中の異常や痛むところに手を当てるという行為は、人間が古代から行っていたことです。こうした手当ては、日本の療術だけでなく、現在の近代医療が行き渡る前まで世界中で当たり前に行われてきました。人々は、手を当てることで体に変化が起こることは知っていましたが、それを霊的な力だと思って、本当はなにが起きているのかはわからないままでした。

そして、宗教が力を失って科学にその座を譲った前世紀に、手当てという行為も同様に、手術や抗生物質といった劇的な効力を持つテクノロジーに取って代わられ、時代遅れの遺物として治療の表舞台から姿を消していきました。

21世紀初頭の現在というのは、このことをまだ憶えている人たちと、もう、まったく知らない若い人たちが混在している時代です。

このまま忘れ去られてしまうのかとも思われた手当ての技術ですが、僕が整体と関わるようになったこの30年の流れを見ていると、愉気を求める人たちは増えているし、その要求は切実です。そして、それは、文明の進化の様子と関係が深いように思います。

人間は、昔から自然界の脅威から身を守るために身の回りを人工物で固めてきました。それは、ちょっとでも気を抜くと大自然の働きに飲みこまれてしまうような規模のうちはよかったのですが、どうもやりすぎてしまったようで、陸地の隅々まで人の目が行き届き、都会がコンクリートとプラスチックで覆い尽くされ、ＩＴに監視され管理されるようになって精神的にも居場所を失ってしまうところまで来てはじめて人間というものが今まで駆逐してきた自然界の一部だということに気づき始めたということなのかもしれません。

百年前に時代遅れだといわれたものを、また時代が求め始めたということなのですが、近代化によって人工的なものが生活の中にまで行き届いてしまったために人間性が失われていくのを感じた人たちが、体の中の自然に回帰していくことを求めたときに、愉気がそのガイドラインになっているのだと思います。

だから、これから先の時代を占うためにも、愉気とはなんだったのかを考えずにはいられないのです。

「愉気」という言葉は、整体の創始者、野口晴哉（はるちか）先生の造語です。

それまでも手を当てる行為を指す名称はいろいろあったようですが、野口先生が新しい言葉を作らなければならなかったわけは、その思想を言い表している言葉が存在していなかったからです。世間がまだ知らない思想を表現している言葉などあるはずがありません。そして、新しい言葉が言葉として人々の間に流通していくのは、そのイメージが共有できたときです。

「愉」という文字には光源のない光という意味があるそうです。

ものごとをはっきりと映し出す直接的な光ではなく、障子やすりガラスを通して射しこむ光のような、優しく包みこんで影を作らない拡散光のことです。

とても想像力の膨らんでいく話で解釈はいろいろあると思いますが、科学的な手法がものごとを解明するけれども、同時に見えなくしてしまうことがあることを言っているような気もします。それに対して、相手の皮膚に触れただけで体の奥底で起こっていることを見抜いていた昔の記録に接すると、現代での常識的なものごとの把握法とはまったく違ったアプローチがあったことを感じずにはいられません。

目で見ないことで見えてくることがあります。そして、頭で考えずに体で感じることで理解するという瞑想的で直感的なものごとの把握法が昔はあったようです。

こうした方法を模索していくうえで大切なことは体の力を抜くことです。人はなにかをしようと意識すると体に余計な力が入って緊張します。無意識で直感が働くのは体の力が抜けているときです。だから整体の稽古というのは、鍛えることではなく力を抜くことばかりです。

僕と妻の州子（しゅうこ）は、このようなことを野口先生の弟子であった岡島瑞徳（ずいとく）先生から教わりました。

岡島先生は、野口先生の技術の解明に一生を捧げた人でした。「野口先生に追いつくには人生が二度あっても足りない」とよく仰っていましたが、それは体の使い方といった技術的なことだけではなく、思想的なことについても同じです。ものごとをどう考え、どういう体の使い方をして、なにを大切にして生きていくのかは、一つのものだからです。

だから僕たちも、一生かけても足りないことを承知で、「愉気とはなにか」ということをずっと考えながら稽古を続けているわけです。

この「愉気便り」は、会員の方たちに向けて毎月書き送っていたものをまとめたものです。「愉気とはなにか」という答えを僕が持っているわけでは、もちろんありません。

子どものときから大人たちに教わっていた価値観や世界の見え方が、愉気をするようになってから変わっていってしまったと思える僕の視点を通して、愉気をしていくとどういうことが起こるのか、道場で実際に起きている出来事を知ってほしくて書いていました。

僕たちが整体の仕事をしているうえでの役割というものは、この愉気という言葉にこめられた意味をどれだけ見つけて取り出して人に伝えることができるかということだけだと思うのです。

愉気は、古いけれども新しい、現代人のまったく知らない人間探求の方法です。

安井 誠

目次

カバーデザイン　重原　隆
校正　トップキャット
写真　安井州子
本文仮名書体　文麗仮名（キャップス）

愉気(ゆき)便り 1

2012年4月　道場の移転

高麗川（こまがわ）※1に道場が移って二ヶ月がたちました。

昔、州子と二人で飯能の六畳二間の家を借りて整体の仕事を始めたときから数えて四回目の引っ越しでした。

整体を仕事として始めた当初はどのくらい人が来てくれるかわからないし、目の前の人の体を観るだけで精一杯でしたから広さの必要を感じませんでした。

しかし、人の体を観ていると、相手の生活の仕方にも口を出したくなるものです。パソコンのモニターを通してしか世界を見たことがないような、自然を感じる生活を知らない人たちの体に触れていると、「もっと人間らしい暮らしをしてみたら」とつい言ってしまうことがよくありました。

そこで、具体的な生活スタイルの提案をするために自分たちで四反の農地を借りて田んぼと畑を始めました。泥の中の田植えも、鎌で刈る稲刈りも足踏み機の脱穀も、すべてが

※1　埼玉県日高市

手作業でした。

整体操法を受けにきた人たちを農作業に連れ出すわけですが、頭の中が情報でいっぱいの、都会的生活に疲れた人たちには新鮮な体験だったようで、野外活動にひと夏も関わった人たちの体は面白いくらい変わっていきました。

特に、心に問題を抱えていると言われていた若い子たちが、畑で生き生きとしてくる姿は印象的でした。体を治さなくても、生活を正していくことでも体は良くなります。生活が便利になりすぎた現代人の体は多くのものを失っています。

人が集まるようになってくると、もう少し広い家が欲しくなりました。操法の前後でゆっくり落ち着けるスペースがもっと欲しいし、集まってくる人たちの居場所が必要になってきました。

一回り大きな家に引っ越したころから一緒に整体の稽古をする人たちが集まってきました。稽古には唄や踊りの師匠たちにお願いしていろいろと日本の古典的な身体文化の探求をしていました。狭さを感じると新しい家を探しました。いまから思えば、自分たちの気の集まり方に合わせて人が集まってきて、そこから必要な家に出会ってきたような気がします。

今度の高麗川の道場はかなり広さがあるので、いままで窮屈そうにしていた研修生がのびのびと雑巾がけをしていたり、薪を割ったり、誰かが料理をしていたりといったことが自然に行われています。そんな光景を見て、やっと道場として機能し始めたと感じています。自分がなにをすればいいのかを自分で考えられるのが人が機能しているということで、人が良くなっていくのに必要なことです。

整体のあり方として、そして集まってくる人たちにとっても、「治療院」は体を治してもらうところですが、「道場」は自ら進んで体を創っていくところです。

私たちがやりたかったのは道場なのでした。それは、ひとりひとりがまったく違った経過をたどることですが方向性はあります。

それまでずっと誰かに治してもらいたいと思っていた人が、愉気を覚えることで他の人を助ける側に自分の立場が変わっていくような、心の成長を伴ったものが本物の変化なのだと思います。

治療ではなくて愉気

「元気な体」と「病気がない体」は同じではありません。

病気を治療することは、体が良くなることではありません。

薬物治療は症状を抑えてくれますが、それと引き換えに生命力が落ちます。病気を治すことだけ考えるなら仕方ないことかもしれませんが、視野を広げてみれば割の合わない取引だと思えます。病院に熱心に行く人が病人です。

楽しく生き生きとした生活とともにあることだけに腐心すればいいのだと思います。

人間関係、身の回りの環境、仕事のあり方、毎日の食事など、生き生きとした暮らしを妨げている要因は自分で気がついているはずです。それを変えることはできないと思っているのだったら心の持ち方が間違っています。生活が楽しければ体は勝手に良くなっていくのが当たり前です。もともと、そういうふうに体はできています。

「私はどこも悪くないのですが、整体操法を受けることはできますか？」という質問をよく受けますが答えはもちろんＯＫです。病気があるという人には、それが治ってから本当の整体操法が始まると言いたいくらいです。病気を治すという考え方自体を不健康だと感じます。健康とか自然とかいうものは放っておいても勝手に良い状態に向かっていくのが本来であって、努力して達成したり維持したりするものではありません。

近年は健康ブームで、健康オタクや整体マニアという人たちが増えているようで、みんな真剣に体治しのハウツーを求めてやってくるのですが、どこか不健康で遠回りに感じることがあります。最初は、薬を使わずに頭痛が治ったり下痢が止まったりする技術に目を見張ってくれるのですが、愉気の稽古をしていくうちに、人の体は「ここを押さえればこうなる」というようなものではないことがわかってきます。それが人を理解していくということです。

それに、僕は癒しという言葉は嫌いです。だらしなく感じます。こちらが「癒してあげる」なんて思っていると、自分で良くなろうとしない人ばかりが集まってしまいます。

それから、「これはひどい体だ。ずっと真面目に治療に通わないと取り返しのつかないことになりますよ」なんて言われて怖がって、「でも、ここに通えば大丈夫」なんてすがっていたら、このうえなく不健康な状態です。そういう心では、いつまでも「真面目ない病人」でいるしかありません。

僕たちは、自立している人にはいくらでも手助けをしますが、依存してくる人には距離を置きます。ここを間違えて依存させて抱えこむと、道場が病人だらけになって、しかも病人がいつまでも病人であり続けるための手助けになってしまいます。

しかし、具合の悪いところが良くなって、うちに来ないですむようになればいいとも思っていません。不治の病があっても元気な人や、体は悪くないけれど、どういう心の持ち方をすればいいのかを探っているような人が愉気を受けに集まるという状態を目指しています。

「あなたは良くなったから、もう愉気を受ける必要はありません」と言われるのを良くなったときだと思って待っているのだったらそれはありません。愉気は後始末のためだけにしているのではなく、これから起こる人生の岐路で選択を間違わない柔軟性を身につけるためと言ってもいいからで、つまり、愉気は未来に向かってしているのかもしれません。

体はなるようにしかなっていきません。死ぬものは死ぬし、生きるべきは生きます。腰痛は治るに決まっているし、生き生きと生きているなら体は良くなり続けます。頭痛も生理痛もないのが当たり前の体です。

しかし、世間の現実はとても深刻で、死ぬべきものを死なせないのが医学科学の目標になっているし、子どもたちは物心がつくころには生き物としての本能を忘れて、やりたいことより、やらなくてはならないことに追われています。学校に行けば人を疑うことと競争を教えられ、我慢することが美徳だと信じている状態なのに、大人たちはいまの生活の速度をゆるめればどこかへ落ちていってしまうような恐怖に追われています。

周りを見渡してみても隣の人もそうなっているのでわかりにくいのですが、体に息が入らず、精神的に追い詰められている状態を人に作る社会は異常です。この状態の中にいて体が不具合を生じることは自然な成り行きです。

慢性的な不安のためなのか、人が自分で選ぶ生き方も影響を受けているようで、精一杯生きることよりも安全無事に生きることのほうが大切だと言われると返す言葉もありません。生き生きと生きることより、何も起きないつまらない人生を選ぶくらいだったら豚に食われたほうがマシだと思います。

しかし、少なくとも僕たちは無事に生きるためにこそ愉気をしているのではありません。力を出し切って、全身全霊で、自分にできるもっとも良い生き方をするためにしています。

頭で「全力で生きよう」と決心しても、力むばかりで良い生き方にならないことが多いものですが、そういうときに方向を導いてくれるのが愉気です。

体の余計な力が抜けると、自分の中から思い出すように声が聞こえてきます。

「ほんとうはこうしたかった」と。

自分の内側に感覚を向ければ、呼吸をするだけでも快感があり、安心があり、生きているだけで気持ちいいのが人間の本来の姿です。水に触れても、風に吹かれても、桜の花が散るのを見ても感動できる感受性のある体でありたいものです。

しかし、病気の人というのは「病気が良くなったら今度こそ精一杯生きよう」と思ってそれを待っているということがよくあります。そうなりたいのならいますぐそうすればいい。「そんなの無理だよ」と思うならまだ無理ですね。「そうか、じゃあそうしよう」と思ってしまったらそうなっていきます。

僕は愉気をするときに「悪いところを治そう」とは考えません。

「この人は思っていたよりもずっと自由で、皆から愛されていて、本来どんなに素敵な人か」という想像を巡らします。イメージができあがるころには気が通っています。

チャボのシロ

いま、私たちと暮らしているチャボのシロは、四年ほど前にもらってきた有精卵を州子が電球で温めて孵したメスの鶏です。

翌年、偶然、水を入れる直前の田んぼで拾ってきてしまった正体不明の卵を預けたら、シロはそれを上手に温めて五羽のキジが生まれました。

シロは子どもたちを上手に育てました。シロの後を子どもたちがついて回る様子は本当の親子のようでしたが、キジたちはすぐにシロよりも大きくなりました。それに空も飛べました。

キジたちは時が来ると、一羽ずつどこかへ飛んでいってしまいました。最後の一羽は、最後にシロに挨拶をするように大きく「ケーン」と啼いて山に飛んでいきました。

また、シロだけが残りました。

シロは、他の鶏の子育ての様子を見たことも、自分がそうされたこともないのに、なんでこんなに細やかな、行き届いた子育てができるのかが不思議ですが、シロはするべきことを全部知っていました。

本来、勝手にそうなっていくべき出産と育児が、人間の場合、なぜ、こんなにも情報、知識、方法に頼らなくてはならなくなっているのかが疑問です。

そして、なにかに頼りすぎているために、自分の中にある多くの大事なものが損なわれているように思います。

育児というものは、じっと耳をすませるようにしながら感覚を向けていけば、どうすればいいかは自ずとわかるのが本当だと思います。

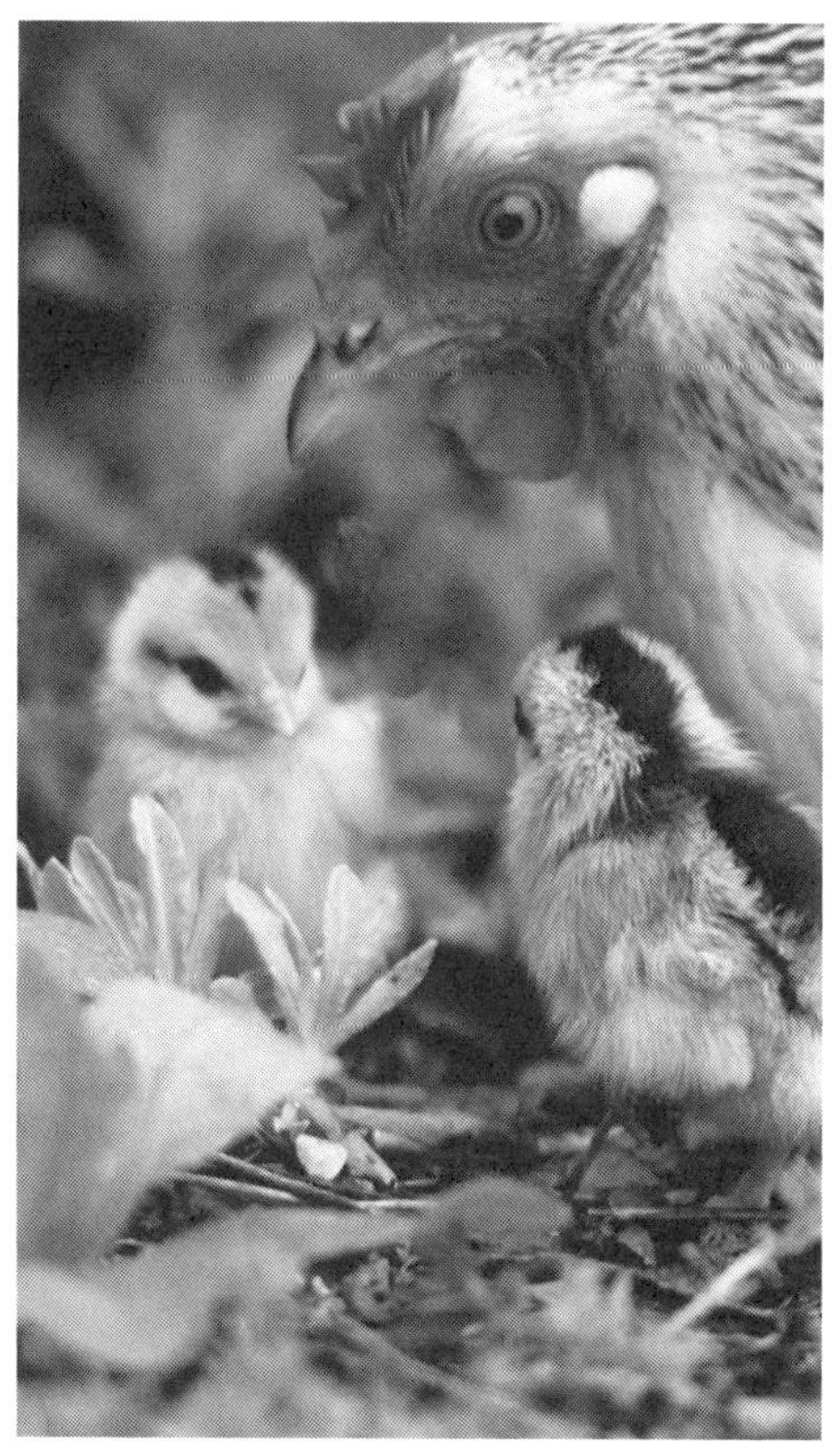

赤ちゃん

——州子

出産直後の母親と赤ちゃんへの愉気は、特別な、静粛な空気の中で行われます。薄暗い部屋の中で、小さな始まったばかりの生命に愉気をしていく。良いスタートが切れるように、その子に気を集めるのです。

人間の赤ちゃんは一人では生きていけません。

一人ではまだなにもできないから大人の注意が自分に向いていることが大切です。

しかし、なんとなく皆の注意を集めてしまう子と、なんとなく忘れられてしまう子がいます。忘れられてしまうことは、赤ちゃんには死活問題です。

子どもへの愉気は妊娠中から始まります。母体の骨盤の可動性や気の通りかたによって出産の経過はずいぶんと違ったものになっていきます。受胎から出産まで、すべてが無理なく自然に行われるように愉気をするのです。でも本当は、子どもへの愉気は受胎前から始まっています。

愉気を知っている女性は妊娠直後からお腹の中の子どもの気を感じられます。子どもがまだお腹の中にいるころからお互いの気を感じ合うことができたら、女性にとってこんなに幸せなことはないと思います。

このようなことは、昔は当たり前のことだったと思うのですが、女性が男性と同じように仕事をして忙しく過ごすようになってくると、体も影響を受けて生理がなくなったり、感覚的にも男性的になってきました。しかし、女性は男性よりも本来は野性的で本能的な生き物なのです。女性が母親になるためにより女性的になっていくという準備は、産んでからでは遅いのです。

そして家庭においては、女性が安心して子どもに気を向けられるために、女性らしさを保てるように守るのが男性の役割です。男性とはまったく異なる女性の生理を理解するためにも、男性が愉気の勉強をするようになっていくといいなあと願っています。

赤ちゃんへの愉気

あまり見たことのない光景だと思われるかもしれませんが、うちの道場では赤ちゃんに愉気をしているのは日常的なことです。そして、赤ちゃんへの愉気は、まだ胎児の状態でお腹の中にいるときから始まっています。妊婦さんの大きなお腹に手を当てて、これから生まれてくる子に向かって愉気をするのは、とても自然なことです。

赤ちゃんへの愉気は胎児のときからだと言っても、それでは受胎したときがスタートかというとそうとも言えなくて、もっと前から生理がきちんとしていることとか、母体の子ども時代、初潮を迎えたころから出産は視野に入れていきたいことでもあります。つまり命は連続しているのでどこかで区切るのは難しいのです。

私たちが出産に立ち会えることはほとんどありませんから、助産院で産んで、退院する足で道場によっていただいて、そこで初めて対面するということが多いのですが、出産直後に赤ちゃんにしたい愉気があります。

それは、初乳を飲ませるよりも前にお母さんが赤ちゃんの肝臓に愉気をして、カニババと呼ばれる黒いタール状の便をすっかり出し切ってしまいたいのです。現代はアトピーなどアレルギー症状の多い時代ですから、こうしてお腹の中で過ごしているときに溜まった毒素をスッキリさせてスタートすることは大切だと思います。

生まれたときがスタートではないと言いましたが、出産直後に愉気を受けに連れてこられるような赤ちゃんは、お母さんが妊娠中からよく愉気を受けにきていて、すでに気が通ってしまっていることがほとんどです。その子たちは、生まれたばかりなのに、もう世の中のことをわかってしまっているような顔をして産まれてくるのです。何よりもはっきりしているのは、気の通った子というのは、周囲の大人の注意をよく集めます。

別に目立ってなにかをするわけでもなく、泣いたりもしていないのに自然とそちらに目がいってしまう子と、そこにいるのになかなか気づいてもらえない子がいます。

その違いを作るのは、過去に大人からその子に降り注がれた気の蓄積の差です。

気の満ちている子は、大人から自分に向かって気が流れ込む道がしっかりできていると言ってもいいのかもしれません。気を向けられたことが少ないとスムーズに気が流れ込めないのです。いい赤ちゃんとは、大人の気をよく集める子だということが言えると思います。

まだ一人ではなにもできない赤ちゃんにとっては、大人の注意が自分に向いているかどうかが最大の関心ごとです。だから子どもは大人の注意を自分に向ける方法を獲得していくものです。気を向けてもらえなければ、大人が困ることをして自分に注意を向けさせるということを覚えます。気の満ちている子は親を困らせることをしません。「この子は手が焼ける子」だと思ったら、聞き分けのない子として扱うのではなく、親はもっと注意深くなって満ち足りていない気を満たしていってあげればいいのです。

生まれたばかりの赤ちゃんに、病気と成長の区別はありません。成長していることに気を向けることがすべてです。

早産で未熟児の子が保育器で隔離されて親が触れなかったりするのですが、そういう子ほどおへそにしっかり愉気をしていると、だんだんと体の奥から力が出てくるものです。

生まれたばかりの赤ちゃんの成長の中心はおへそです。それから、後頭部の愉気も大切です。

赤ちゃんは後頭部でおっぱいを吸います。試しに自分の後頭部に手を当てて、口で吸うという動作をしてみると後頭部で吸っていることが感じ取れます。その吸う力というのは、生まれたばかりは弱いものですが、後頭部に力が集まってくるとだんだん強くなっていきます。そういう、いま成長しているところに、時期を逃さず愉気をしていくと、赤ちゃんは成長することに集中することができます。

もうひとつ言えば、おっぱいを出すのはお母さんの胸椎三番と四番です。ですから、授乳中にお父さんが、おっぱいを飲んでいる子の後頭部に左の手を当てて、右の手をお母さんの胸椎三番四番に当てるようにして愉気をすると、親子三人の完結した型が出来上がります。これは乳の出が良くなるだけではなく、子どももおっぱいが吸いやすくなります。三人の間をはっきりとした方向を持って気の流れが巡っているからです。

出産を体で経験したお母さんとは違って、お父さんには肉体的実感がありません。しかし、こういう愉気をすることをていねいに経験していくと、家族としてお互いに生命に対する信頼感が育つのです。これはとても重要なことだと思います。

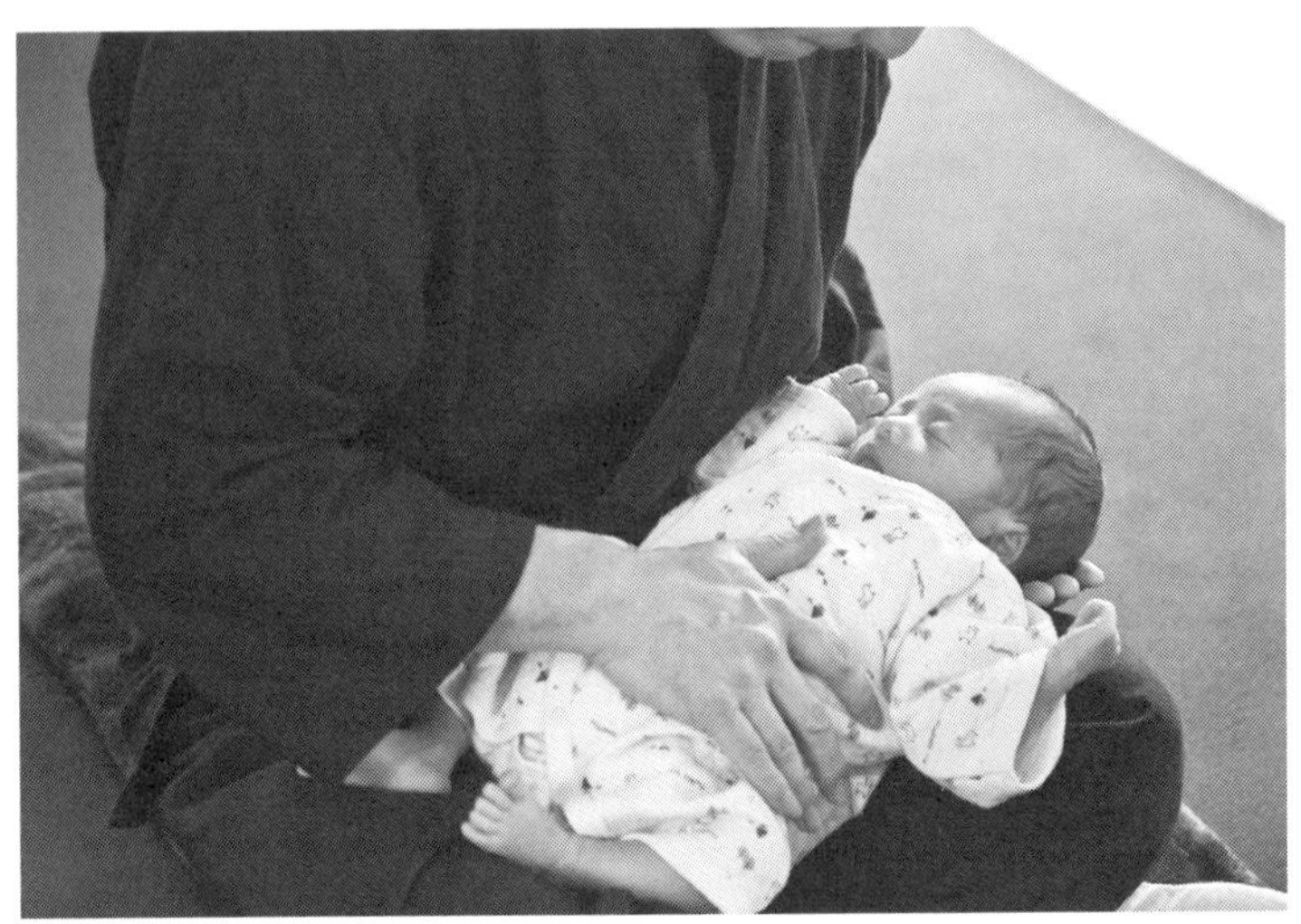

赤ちゃんへの愉気

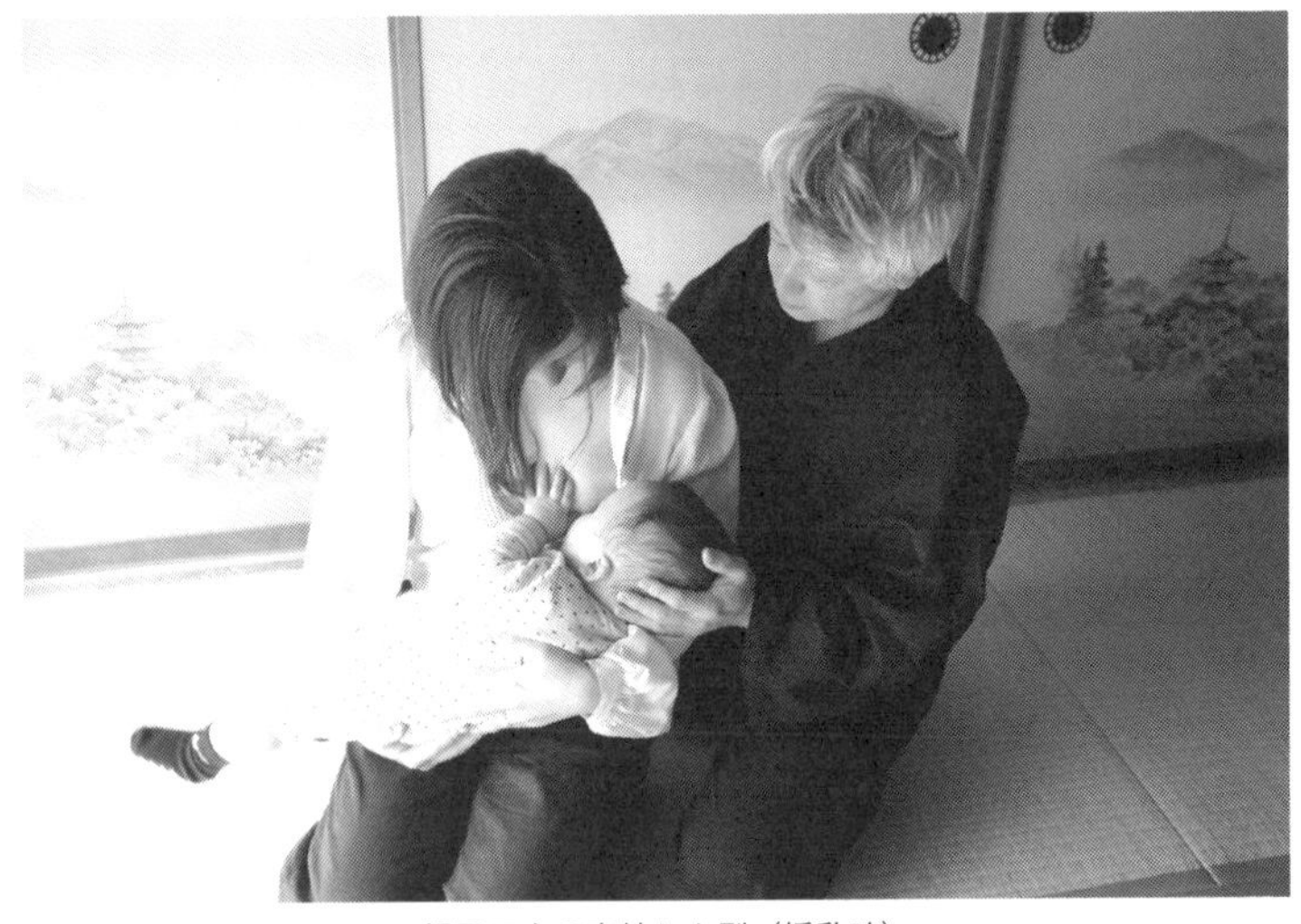

親子三人の完結した型（授乳時）

子どもの病気と成長

生後十三ヶ月のころまでは親の免疫の下にあり、親からの集中がすべてなのですが、この時期を過ぎると風邪や病気などいろいろなことが始まります。

そして、風邪をひくたび、熱を出すごとに、体のどこかが力強く成長していきます。この時期からの子どもの病気は成長そのものです。だから、なんでもかんでも薬で止めてしまうことは疑問です。親が病気の症状だけしか観ていなかったら、症状が終われば終わりですが、子ども本人の体のほうに起きていることを、もう少し長い目で見れば、病気の後は体のどこかが成長していることがわかります。

病気の前後の体を観れば、まず成長要求があり、不足を感じて始まり、充足して終わります。

不均衡の状態があるから始まり、調和を得て終わるのです。その経過（体の変化）を観てあげられる心の余裕がほしいものです。

昔は鼻水を垂らしたままの子どもがたくさんいました。僕の子ども時代はみんなそうでした。衛生状態もひどかったし、乳幼児の致死率もいまより高かったけれど、昔のほうが子どもたちが元気だったことは疑いようがありません。

いまから思えば、鼻水を垂らしていることで腎臓が鍛えられていたということもできますし、なによりみんなが清潔になったころからアトピーや食物アレルギーが急増しました。子どもの体の調整の形が他のものに化けただけだと言えます。

「病気だと思っていたけれど、実は成長の現れだった」というようなことがわかるようになること、つまり、ものを見る目が変わるために必要なことは、親自身の心の変化（はっきり言えば成長）です。それなしにはなにもわかりません。

はしかにかかって、高熱が出てひどい目にあったと思っても、それをきちんと経過して終えた体は肝臓が育っています。水疱瘡をやると腎臓が育ちます。おたふく風邪をきちんと経過した体は生殖器が育ちます。おたふく風邪の後は、男の子は男らしく、女の子は女らしく変わります。予防接種で止めてしまったら起こらない変化です。おたふく風邪の経過に失敗するとインポテンツになることはよく知られていて、生殖器との関係はすでに認められているのに、おたふく風邪を上手に経過するとどんなに素晴らしいことが起こるのかを世間では理解されていません。

ものごとはなんでも使いようによって毒にも薬にもなるものです。ものごとの悪く出た面だけを見て予防接種を普及させて生殖器の発育の邪魔をしておきながら、今度は不妊症が増えたと言って人工妊娠を研究している。人間はいったいなにをしているのだろうと思ってしまいます。

自然な経過

保育園児の娘が水疱瘡にかかったので小児科に連れていったら「予防接種もしてないうえに薬を使わずに経過させたいなんて育児放棄だ」と怒られて、泣いてうちにきたお母さんがいました。

病院に行って「薬を使いたくない」と言えば医師に叱られるのは想像できたと思うので

すが、なんでそんなことになったのかと言えば保育園で診断証明書をもらってくるように求められたからでした。

「他の子にうつされると困るから」と保育園は言うのですが、僕などは「誰かからうつしてもらわなかったらどうやって水疱瘡をやるんだ」と思ってしまいます。

それにしても、昔は当たり前だった、はしか、水疱瘡、おたふく風邪を薬で止めないで経過させようとすることを医師が育児放棄と呼ぶ時代になっていることを知って驚きました。

「育児放棄」と「自然な経過」は似ているのでしょうか？

畑で素人がいきなり自然農法でやろうとすると、草だらけの耕作放棄地みたいな風景になります。自然にまかせることと放任することは違うのですが最初は見分けがつきません。それは、心の成長がないと「自由」と「自分勝手」の区別がつくようにならないことと似ているかもしれません。

子どもが高熱を出している状態で、シャツが汗でビショビショになっているのに気づかずに風に当てて汗を冷やしてしまうと風邪はこじれます。育児放棄と呼ぶ医師は、自然な経過を望んでいる親たちは子どもにこんなことをしていると想像しているのではないかと思うのですが、これは自然な経過ではなくて無関心がさせる放置です。
子どもの病気を自然に経過させるためには、心を寄せた綿密な観察が必要です。気を集めて子どもの体に起きていることに自分を同一化させていけばなにが必要でなにをすればいいのかはわかるものです。昔は、子どもを持つ親なら誰でもやっていたことです。

私たちは、子どもが風邪で高熱を出していると、38度5分を超えたあたりで後頭部を蒸しタオルで温めるように指導しています。熱は冷やすものと思っていて、温めるのは怖いと感じるお母さんもいるのですが、必死になって熱を出そうと頑張っているのは他ならぬ本人の体なのだとお母さんが気がつくことが肝心です。子どもの体がどうなりたがっているのかがわかったら、その方向に少しだけ手助けしてあげます。それが後頭部を温めるということです。心配しなくても外からもらった熱なんかすぐに頭から出ていってしまうものです。

そうやって、熱を出しきることができると、風邪を終えたときの体はスッキリしています。外に出たがっている熱や汗を冷やして引っこめることで終わらせたときとは、体の気持ち良さがぜんぜん違うのだということを知ってもらえればいいと思います。

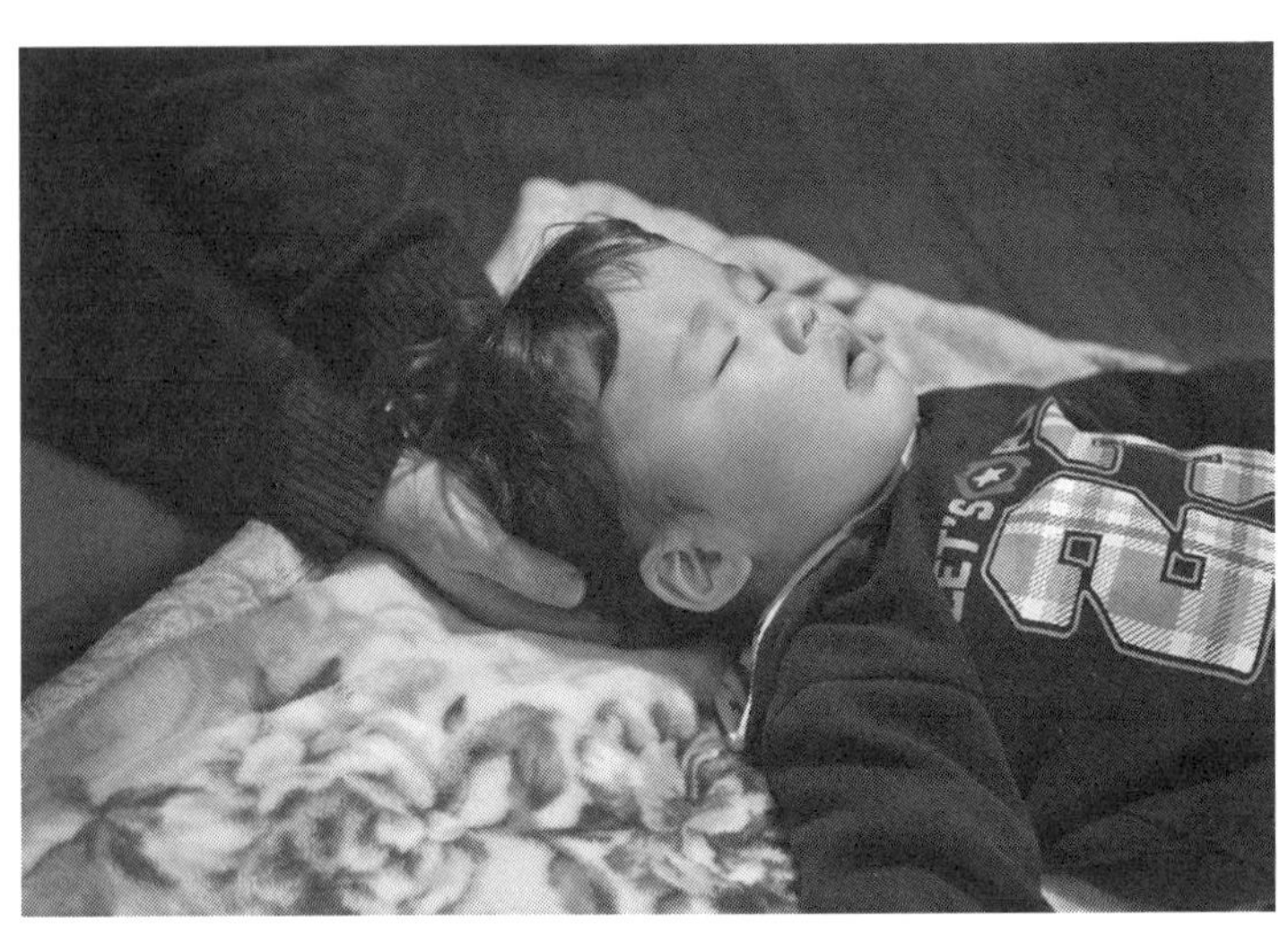

子どもへの愉気

子どもの体に起きていることや、体の要求をよく観て、それが全うできるように促すのが手当てです。治療とは根本的に別のことです。要求に適えば、体は治るのではなくて、より良くなるのです。

はしかや水疱瘡、おたふく風邪などには、それぞれの病気にあった手当ての方法や注意点が昔から伝わっていて、昔の人は検査機器などなかったのに本当によく人の体を観ていたのだなと感じます。

こういった手当て法は、家庭でお母さんが子どもに手を当てながらやってあげることが望ましいのですが、予防接種の普及とともに、やはりその機会は減っているようです。代わりに増えたのが予防接種を受けた後で、発熱、嘔吐、下痢などの症状が起きて子どもを連れてくるケースです。無理に入れたものを体が受け付けなかったわけですから、排毒を促す中毒操法をして「体の外に出せたのだから大丈夫ですよ」と言いますが、「なんだかなあ」と思います。後始末というか尻拭いであって手当てではないよな、と思いますが、これが世の中が推移してしまっている方向です。

予防接種のように大勢の子どもに同じことをすると、適う子と適わない子がいます。予防接種のおかげで助かる子と、なにも起きない子と、ダメージを受けてしまう子がいます。ものごとはなんでもそうです。こういうことは、わが子はどれに属しているのかをお母さんが気がついてあげるしかありません。同じことをしても、起きることはみんなが同じではないのです。

だから、子どもに起きていることに気がつくために愉気の練習会をしたりするのですが、「私は子どものことがわからないんです」と思いこんでいるお母さんは結構います。それでいいと思います。わからないことを困って、子どもに手を当ててじっと感じていれば、わかるようになります。昔からみんなそうやってきました。

それよりも問題だと思うのは、「子どものことがわからなかったらインターネットで調べればいい」と考えるお母さんたちが現れだしたことです。

「こんなことしてちゃダメよね」と思いながら不安でついスマホを見てしまうという人がまだ大半だと思いますが、子どもに起きていることを実感できなくてもインターネットで調べればわかると考えるお母さんばかりになったら人類は絶滅すると思います。

「子どものことがわからない」というのは、お母さんの頭が忙しいからだと僕は思います。「そうは言っても、ゆっくり子どもと過ごす時間がない」とも言います。現代のお母さんたちはみんな忙しいようです。

うちに愉気を受けにくる人にはなぜかシングルマザーが多くいるのですが、彼女たちの話を聞いていると、仕事をいくつも掛け持って帰宅は遅く「子どもの寝顔しか見たことがない」というような人もいます。

「それでどうやって子どもに気を向ければいいのだろう」と悩むのはもっともです。

でも、子どもに気を通すのにたくさんの時間はいりません。

帰宅後、すでに寝ている子どもの枕元で、「お母さんは、今日、こんなことがあったよ」と、一日の出来事をひとつずつ話してみればいいのです。子どもは寝ていてかまいません。同僚と職場のグチを言い合って邪気を吐き出すのとは違って、子どもの寝顔を見ながら話していると、自分の中のためこまれていた心情が素直な形で吐露されていきます。そうやって話しているだけで子どもの寝顔が穏やかになっていきます。

子どもと気が通るというのはこんなことだと僕は思います。

自分の心が素直になれたときに子どものことがわかるのです。

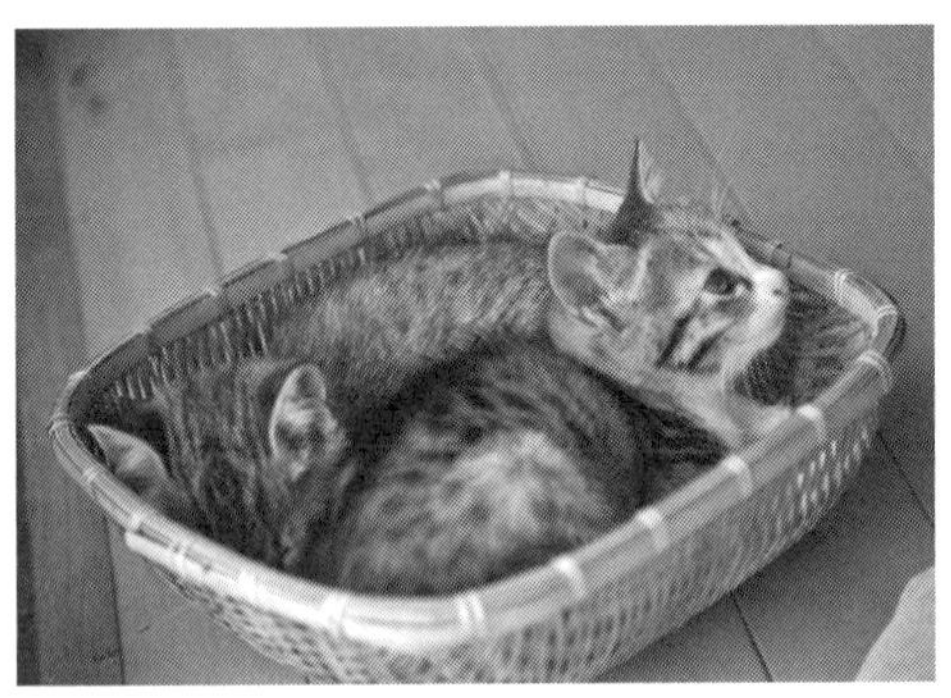

自然な出産

臨月の妊婦さんから「体を観てほしい」という連絡がありました。

臨月になってから体を変えるわけにはいかないので普通はお断りするのですが、どうも体の問題ではなさそうだったので話だけでも聞いてみようかということになりました。

その方は、自宅か助産院での家庭的な雰囲気の中でなるべく自然な出産を望んでいたのですが、検査の結果、「血小板の数が少ない。こんな状態で自然分娩なんてとんでもない」と言われ、即入院となりました。入院後も、日ごとに数値が下がり続け、もう待てないということで陣痛促進剤を使われましたが、陣痛は起こりませんでした。それであと何日したら帝王切開という話が出たタイミングでうちに来たようです。

会ってみると、お腹は大きいけれど妊婦さんの雰囲気ではありません。頭の中が忙しさや不安でいっぱいで出産どころではないという印象でした。ところが腰のほうを観てみると股関節の動きはスムーズだし足先まで気のつかえはありません。体は悪くないけどコンディションは悪いという変な状態でした。

「変だな」と思いながら腰椎を観ると、「なんだこれ?」という感じです。別に体が悪いわけではなく、出産目前の体だったら腰椎五番から仙骨のあたりに力が集まっているはずなのですが、ぜんぜんそうなっていないのです。出産はまだです。下に向かって下りていくべきエネルギーが頭に向かってしまっています。出産に専念できていれば腰が充実して頭はポカンとするのですが、それとは逆の力が働いてしまっているのは本人の頭が出産に向かっていないからです。

体が出産の体勢に入っているのに陣痛が起きないというときに促進剤が使われるのだったらまだわかるのですが、体の準備ができていないのに予定日だから産ませてしまおうとして促進剤を使うということもあるのだなと思いました。血液検査で母体の状態が悪いから早く産ませてしまおうということだったらしいのですが、それでも病院のベッドで寝たきりにさせて、どうして血液のコンディションが良いほうに向かうと思えるのかが僕にはわかりません。この人の場合、手をつけるべきは頭だと思うのです。

不安でいっぱいになっている頭に愉気をして、首をゆるめたら息が入ってきました。

自宅か助産院で静かに自然な出産をすることを想像していたのに、急な入院、促進剤と帝王切開という思いもよらぬ展開を受け入れられていないのかもしれませんが、彼女の不安はもう少し前からあったようにも思えました。

「ちょっと急がされたから焦っちゃったみたいだけど、あなたの体には問題ないと思うし出産も問題ないと思うから、このまま切られてしまうのはもったいないね。あと数日したら自然に出てくると思うから」と話しました。

「でも、あなたは何かが解決するまで『まだ産めない』って自分で思っていたでしょ？それを誰かのせいにして待っているんだったら病院で切ってもらったほうがいいよ」

そんなことを話していたら帰るころには不安が消えて顔つきがしっかりしてきました。体は来る前と変わっていないのですが心の方向が変わったので、お腹の子供と相談して自分で決めればよいと思いました。

数日後に無事出産したという連絡をいただきました。病院に戻る選択をしたそうですが、翌日から数値が平常に戻って、普通分娩で平穏に生まれたそうです。

退院の日に愉気を受けにきてくれました。

「この子が自分で決めて出てきた」と話す彼女の顔が、しっかりとした母親の顔になっていました。

病気になれる力

Ｉくんは、出産予定日より数週間も早くに生まれてきてしまった子でした。

生後数週間後の彼にはじめて会ったときは「まだもう少しお腹の中にいたかったね」と思うばかりでした。赤ちゃんは満を持して、つまりいろいろなことの準備がすべて整って生まれてくるものですが、Ｉくんはそういった巡り合わせがうまくいかず、準備不足で出てきてしまったようです。赤ちゃんにはあるはずのエネルギーの塊のような命の勢いが足りないという感じでした。ご両親も、力なくぐったりしているような、元気のないＩくんの様子を心配して愉気を受けさせに連れてきたのでした。

そのＩくんに愉気をしていくと、熱を出したり、下痢をしたり、咳が止まらなかったりといったさまざまな症状が現れ出しました。ご両親は出産のときのことがあって、「これ以上この子に薬を使うことはやめよう」と決めていて、それで愉気を受けさせに連れてきてくれましたが症状は終わりませんでした。

たまりかねたご両親から、「私たちは治してもらいたくて愉気を受けに来るのですが、愉気を受けるたびにもっとひどくなるということが起きているような気がするのですが」となんども言われました。

そこで、「僕はＩくんに、症状がひどくなればいいと思って愉気をしているのではありません。でも、『きみのなりたいようになればいいよ』とは思っているから、それは伝わっていると思います。それでひどくなるんだったら、彼にその必要があるのだと思いますが」と答えました。こんな答えで納得してくれたのかどうかはわかりませんが、彼らはそれからも辛抱強く愉気を受けに通ってきていました。

一年ほどたっても、Ｉくんが病気がちなことは変わりませんでした。

しかし、ご両親は、Ｉくんの熱の出し方が変わってきていることに気がつくようになりました。いままでは弱い熱をダラダラと出すことしかできなかったのに、高い熱を出せるようになってきたのです。それと同時に他の症状も強くなってきました。このときこそ「こんなにひどくなってしまった」とご両親が思ってしまっても不思議ではなかったのですが、驚いたことに、彼らはＩくんを観て「体に力が出てきた」と言いました。

いままで諸悪の根源だと思っていた症状と、守り育てたい大切なものとが実は同じ力で成り立っていることが彼らの目にも見えた瞬間でした。

ご両親がそれに気づいた直後のＩくんの発熱が劇的でした。いままで出せなかったような高い熱を一気に出して一気に経過してしまいました。ご両親の理解がアシストになったのだと思います。Ｉくんに初めて追い風が吹いたのでした。

その後もＩくんはさまざまな病気を続けていますが、高熱を出しているときの生命感は、他の元気な子どもたちにもう負けてはいません。いままでは、なんとなく、いつも体の調子が悪かったのですが、はっきりと力強くひどい症状が出せるようになると、調子のいい日と良くない日が交代で現れるようになってきました。メリハリを持った勢いのある力に変わってきたのです。それは、「これなら、この先、大丈夫」と思うに十分な力でした。

自分に力のない状態で生まれてきた子が、病気になる力をつけていくことで自分に力をつけていったということなのです。逆境でスタートしたわけですから、これでいいのだと思います。

言いづらいことなのですが、Ｉくんとは違って、病気になる力さえ薬で封じ込められてしまっている子は世の中には、多く存在しているように思います。

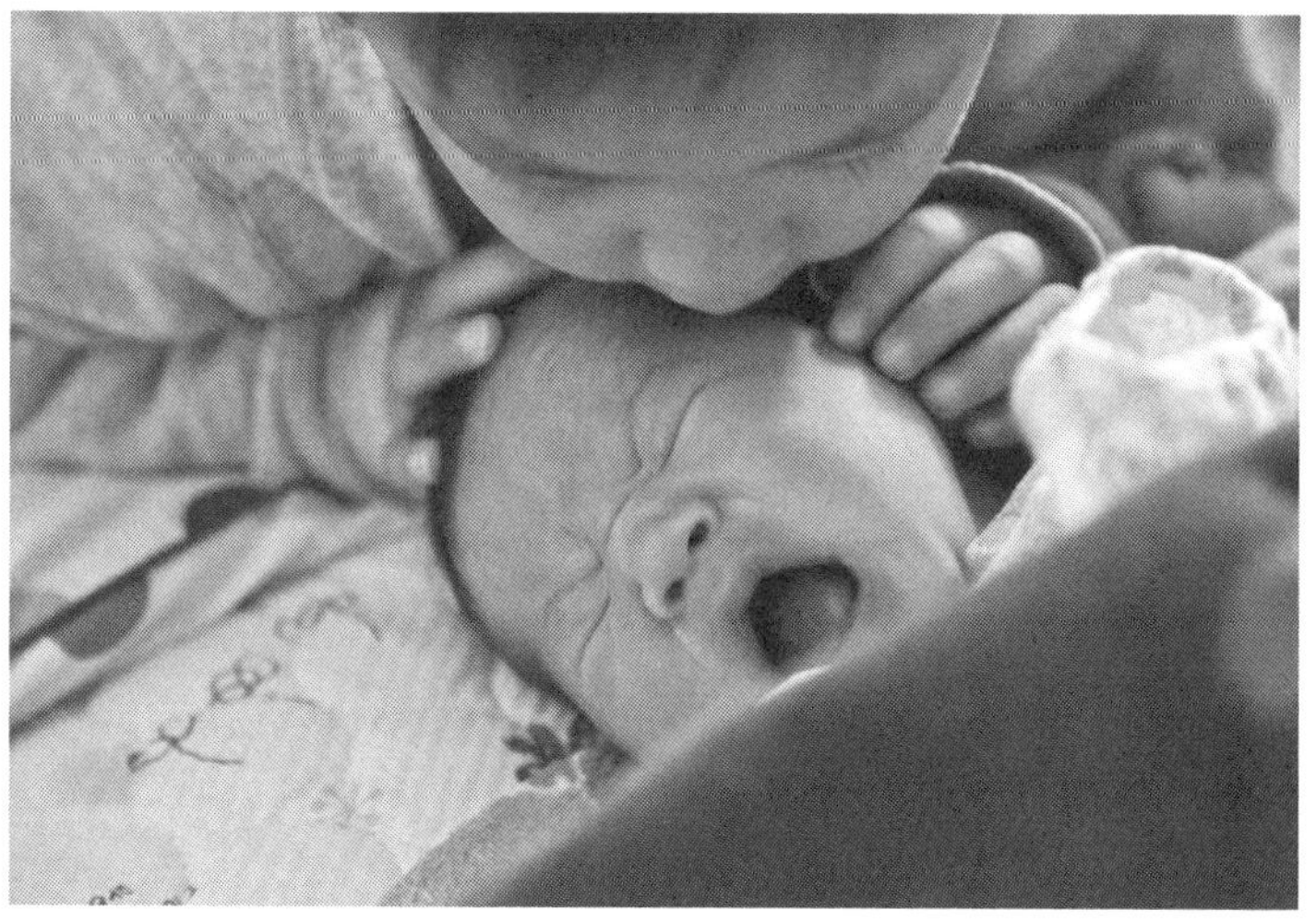

大丈夫と言える心

子どもは熱を出すものです。

だけど、「高熱を出しても心配しなくていいよ」と言っているのではありません。「こんなにつらそうなのに、この子は本当にこれを乗り越えることができるのだろうか?」と思ったら、心配してオロオロすることは必要です。そんな経験を繰り返すうちに、「これくらいの熱は平気だな」ということがわかってきます。生命への信頼感が育ってきたということです。

子どもの病気は成長そのものですが、親も一緒に育ちます。子どもの病気を一緒に乗り越えることでしか得られないものがあるのです。

振り返ってみれば、僕が子どものころ、つらかったときにはいつも母の「大丈夫よ」という言葉がありました。それを聞いて「ああそうか大丈夫なんだ」と思ったものでした。

その言葉はいまもはっきりと耳に残っていて、だから僕は人に愉気をしていてもすぐに「この人は大丈夫」と思うことができます。

でも、大丈夫ではないこともあります。大丈夫と言えるということは、大丈夫でないときとの区別ができるということでもあります。

自分が安全な場所に立って、溺れている人に向かって「大丈夫ですよ」といくら叫んでも、相手は沈んでいくだけです。そうではなくて、大丈夫と言うこととは、自分も一緒に沈んでしまっている人のところまで潜っていって、つまり、自分も同じくらい恐怖や絶望を感じられるところまで行って、そこから光のある方向を見つけ出して浮かび上がってくるという作業です。そのプロセスを踏んでから大丈夫と言うことができると、言葉だけなのに、沈んでいる人の手首をつかんで一緒に浮かび上がらせるくらいの力があります。

腰が立つということ

腰は心の動きと密接なところです。骨盤の開閉運動は心の動きそのものといってもいいくらいです。だから妊婦さんの心のコンディションはとくに大切です。

不思議な話ですが、出産後、数ヶ月たっても腰の調子が戻らないという女性がほぼ同時期に三人訪れたことがありました。

彼女たちに共通していたことは、普通分娩で問題なく出産したのに腰の調子が戻らずおっぱいをあげたくても腰の痛みで子どもを抱くことさえできないことでした。そして、骨盤をＭＲＩで検査してもなんの異常も見つけられないということでした。

いつも感じることですが、検査機器でわかることと僕たちが手で触れて感じる異常とは、ずいぶん違うもののようです。彼女たちは、そろって腰椎がグラグラで力がなく、骨盤には行き場のない不必要な力が溜まっていました。どうしたらこんな壊れ方をするのだろうと思うほどでした。

そして、その腰に愉気をしていると、彼女たちはボロボロと泣き始めました。痛みで泣いているのではありません。悲しさと悔しさでした。彼女たちが長いこと絶望の中にいたことはガックリとうなだれた首を見ればわかることですが、同じような感情が骨盤の中にもありました。

ひとしきり泣いた後で彼女たちは話し出しました。

「夫に『子どもはいらない』と出産間際まで言われていました」

「夫の両親に『また女の子なの？　うちは男の子しかいらないのよ』と言われていました」

「夫が『オレの子どもだとは思えない』とずっと言っています」

彼女たちは、「この子を産んではいけないのだろうか？」と疑問を持ったまま出産したようです。心が閉ざされていると骨盤は開かないのですが、開かない骨盤で出産すれば腰は壊れます。心と体が矛盾していると、こういうことが起こります。

腰椎というのは、背骨の中でも一番しっかりしたところで、体の中心です。ここがグラグラで力が入らなくなってしまったら、人はなにもできません。でも、そのグラグラの腰椎に愉気をしながら話を聞いていくと、次第に力が出てきます。女の人というのは、本当はこういうことには強いのです。そして、悲しさを乗り越えられることと腰がしっかりしてくることは、いつも同時に起こります。腰の力が心の強さだからです。

「もうあんなヤツには頼らない」と言って離婚を選んだ人もいましたが、どんな選択をするにせよ、自分の腰がしっかりしてくると、ものごとを自分で決めることができるようになります。そうやって選んだことは間違わないものです。

自分にとっての最善を選べて、自分で決めることができるようになることが、しっかり腰が立つということです。

腰痛がおわるとき

生理痛も腰痛も、生殖器や骨盤の様子をＭＲＩやレントゲンで検査をしてもなにも異常が見つからないのに、腰を閉ざしている心の動きに触れることができるとあっけなく変わってしまうことがあります。

ずいぶん昔の話ですが、良子ちゃんという若い女性が愉気を受けに通ってきていたことをよく思い出します。彼女は、激しい腰痛と生理痛を持っていました。普段は腰痛で、生理のときが生理痛なのだそうです。いつもつらそうな顔をして、よく泣いていましたが、ある日のこと、いつもより激しく泣き始めたので、そんなに腰が痛いのかと聞いたら、「私はいままでなにも自分で決めることができなかった。いまの勤め先だって親が決めたんです」などと、突然、身の上を話し始めました。

「本当は私は本気で歌がやりたかったんです。歌を歌って生活していけるわけないだろうっていう親の言うことを聞いて、毎日いまの仕事をしているのだけれど、やっぱり悔しくって」

彼女が歌を歌いたかったなんて話は知らなかったけれど、僕がいままで愉気をしてきて腰をゆるめてきたということは、彼女に向かって「きみはそれをしていいんだよ」と言ってきたようなものだよな、と思いました。そこで、彼女がどんな歌を歌うのか、何曲か聴かせてもらいました。その中に一曲、なんていう人の歌だったか忘れましたが、知らないシンガーソングライターの作った良子ちゃんにぴったりの歌がありました。それがあんまりハマっていたので、他の人にも彼女の歌を聴かせたくなって、僕がギターで州子が三味線という変な編成で親しい人たちの前で何度か演奏しました。

彼女が歌を再開し始めて、自分の心を抑制していたつかえが取れてくると、過去を思い出しながら気持ちは未来へ向かい始めました。

自由な心は腰を動かします。腰が動き出すと、その人の身の回りの出来事も連動して動き始めます。

あるとき、彼女の歌を聴いた人から「いま企画しているコンサートに出演してくれないだろうか？」という依頼が来ました。その人は、若い音楽家を集めて舞台を作っているプロデューサーでした。人種問題と環境問題をあわせ持ったメッセージ性の強いオリジナルの歌が用意されていました。彼女のバックで演奏するメンバーは、音大を卒業して技術は確かだけれど、まだ音楽で生活できていないという基準で集められていたようにも思えました。そういった未開発なエネルギーを持った若者を集めて一回限り（正確には昼夜二回）のコンサートが行われました。３００人入って満席のホールの舞台中央で晴れ晴れとした顔をして歌う良子ちゃんを見て、「腰痛は終わったな」と感じました。

その後の彼女がどうしたか知りませんでしたが、数年たって突然姿を見せてくれました。前の仕事は辞めて、いまは三線を弾きながらライブハウスで歌っているということでした。「歌って暮らす生活を始めてみて、前の仕事での生活がいかに安定していたかということがはじめてわかった」「親の言っていたことは本当だった」と言っていましたが、音楽をやって一緒に暮らすパートナーもでき、昔とは打って変わって生き生きとしている彼女に、「どちらがよかったか」とは聞くまでもありません。

臓器の摘出

若いお母さんが、生理痛だと思って産婦人科へ行ったら、「脱腸です。切除しましょう」と簡単に言われて、「なんとかなりませんか」と言って整体に駆けこんできましたが、足の愉気をして腰が暖かくなったら脱腸は引っこんで、だから彼女のお腹はまだ無傷です。切られなくてよかったね。

突然、ひどい痔になってしまって、切られる前に「もしかしたらなんとかしてくれるかもしれない」と思って整体にやってきたという若いお母さんは、頭に触ってみたらとても変なことになっていたので、「なにか大変なことでもありましたか？」と聞くと「なんでわかるんですか？」と聞き返されましたが、その大変な頭に愉気して頭がきちんとしたら、痔は治まったそうです。

体は全体でひとつ。分けて考えてはいけない。整体は、はみ出た腸や痔を指で中に押しこんでいるのではなくて、そこには触わらなくても体全体の調和が取れると、はみ出たものは自然に引っこんでもとに戻っていきます。それを切ってしまえば、もうもとには戻りません。

体に不必要な部分はありません。

卵巣のう腫や子宮筋腫を切除する手術を受けた後で、医師から、「ついでに盲腸も取っておいてあげたからね」と言われたなんてことが行われていた時代がありましたが、盲腸はその存在価値の認められないものの代表みたいなものでした。

人は、利用価値の見つからない植物を雑草と呼んでしまいますが、盲腸もそんな感じです。「盲腸で入院してた」と言うように、体の部位の名前なのに病名として通用してしまうところがフビンです。本当は虫垂炎とか言うべきところです。

整体で盲腸といえば、太平洋戦争で原爆を落とされたときに放射能に被曝した人の盲腸をさすり上げて刺激するということをしていました。「放射能被曝がなんで盲腸か」と誰しも思うところですが、生命力や免疫力といったものが腸から湧いてくることは体を触っていれば感じられることです。そして、近年になって腸内細菌が免疫力に大きく関わることが医学のほうからも言われ始めました。とくに盲腸という部位が腸内細菌にとって重要な部位だということがわかってきたのはもっと最近です。

だから、2011年の福島原発事故の後、放射能で怯えている人たちに盲腸をさすり上げる方法をずいぶん紹介したものですが、そのたびに、「私、盲腸がないんです」という人がずいぶんいるものだと思いました。切除しなければ命に関わる虫垂炎はしようがないとしても、たいしたことないのに「切っておけば安心だから」と言われて切った人が多いのには驚きました。野口先生だったら、「それなら首を切ってしまえば万病にならない」と言うところです。

「閉経してるんだから子宮はもういらないでしょう」というのも盲腸をいらない臓器だと言うのと同じ発想です。

子宮を取ってしまったら全身のエネルギーバランスが変わってしまうことは医療の検査機器はまだ感知できていません。だから、「もうあなたには子宮は必要ないでしょう」ということが言えてしまうのだと思いますが、それを言われたら、そこは怒る場面じゃないですか。「美容院で肩を強く揉まれてイヤだと思ったけれど言えなかった」とかいう話ではありません。それなのに黙って切られているなんて人がいいのにもほどがある。

「子宮を取られたら女は終わりよ」くらいに思ってほしい。

でも、ここまではまだ切除してない人にする話です。

すでに取ってしまった人に「取らなきゃよかったのに」なんて言いません。そんなこと言っても体が余計に冷えるだけですから。

僕だって、手がなくなっても愉気はできると思うし、そのぶん言葉をていねいに使っていくのだと思う。あるものでやればいい。

現実には、世の中には子宮のない女性がこんなに数多く存在するのだということに驚きながら毎日、そんな誰かに愉気をしています。生殖器にメスが入ると、膝に故障が出やすく足が冷えやすくなりますから必ずそこには手が行きますが、愉気をしていて思うことは、「大丈夫。子宮なんかなくてもぜんぜん平気。あなたは完璧」

これを本気で思えたときに、その人の体から手を離すことができます。

「去勢や避妊手術をされて、エサをもらって安全に暮らしているのはもう猫じゃない」と言ってずいぶん叱られました。いまは、もう、そういう時代です。たしかに、猫の繁殖にまつわる行動や結果は、飼い主の平穏な生活にとってはやっかいなことばかりです。でも、猫に限らず生殖というものは、「予定していなかったのにそうなってしまった」という起こり方をするほうが自然です。そもそも、生きること自体がやっかいごとの連続であるはずなのです。

だから僕は、自分が自分でなくなることには抵抗していきたい。

大切なものを失うことにはジタバタと抵抗していきたい。

クスリ漬けになって自分を見失った代わりに得られる安心や安全はただの幻想です。

いまの自分のやっかいごとに向き合って困ってジタバタすることだけに現実があり、それがすべてでいいのだと思います。

克服すべきもの、気を向けるべきは、病気の症状よりも、心の中の不安です。

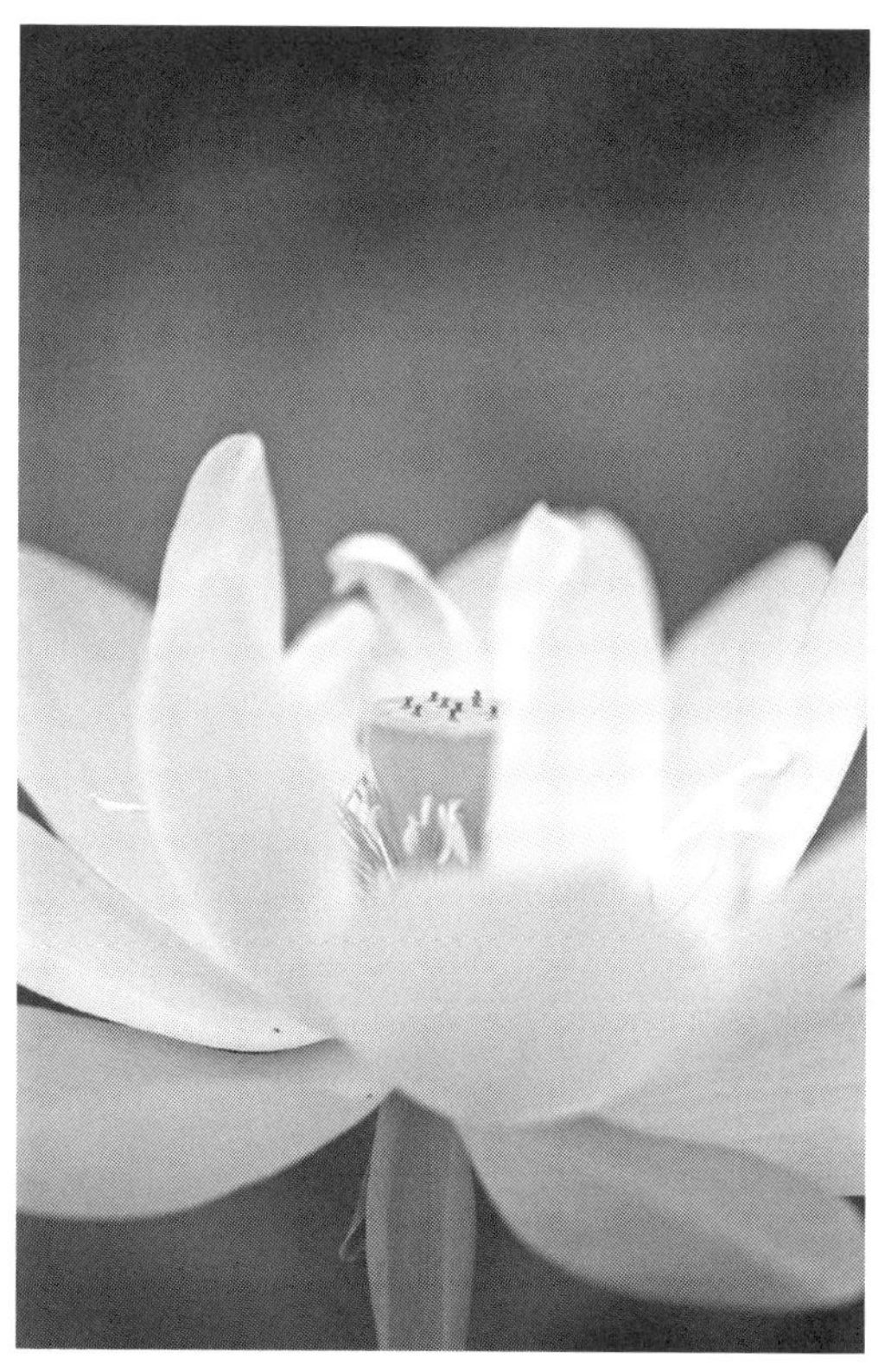

Mさんの記憶

「口内炎がずっと治らない」というMさんというおばあさんが整体操法を受けにきました。長年治療を受けてきて、検査を繰り返し、さまざまなクスリが試されたそうですが口内炎は一向に治まらず、最後には「あなたの口腔内には、いままで知られていないタイプの菌がいる。だから、あなたの口内炎を治療するには新薬の開発を待つ必要がある」と言われてしまったとのことです。これってなんだか変だと思いませんか?

現代医療というのは、僕たちとは考え方がずいぶん違うのだなと思うことはいろいろあるのですが、例えば誰かがインフルエンザにかかって病院に行けば、何型のウイルスに感染したのかを特定する検査をして、それにあった薬が投与されます。

でも、僕たちは、何型のウイルスに感染したのかということには一切関心がないのですが、「この人の体ではインフルエンザになりそうだな」というのは、なんとなくわかる。

だからインフルエンザにかからないように体を整えることが関心ごとのすべてで、かかってしまった人には生活習慣を反省してもらうことを望んでいます。

つまり、かかるのは、「たまたま」とか「運が悪くて」ではなく、かかるべき体がかかるのです。

しかし、Mさんが受けていた最新の医療では、口腔内の最近のサンプルをとって、それを何億円もする機械で検査してと、未知の細菌にばかり関心がいって肝心のMさんの体のほうに注意を向けてくれる人はいなかったようです。

「お医者さんはパソコンのモニターばかり見ていて、ぜんぜん体を見てくれない」と患者がこぼしている話はもう聞き飽きてしまいましたが、それは治療というものが人ではなく病気のほうを見るものだからです。

でも、本当にMさんの体には問題がなくて、たまたま特殊な細菌がMさんに取り付いているだけなのでしょうか。それはやっぱり本人の体や話に関心を持たなかったら見えてこないことだと思います。特異な細菌が共生しているなら、体が特異なのだと考えるほうが自然だと思うのですが。

Mさんの体に愉気をしていると、顔の神経が緊張して硬直しているのがわかります。Mさんのことを感じようとすると、こちらの口の中までが痛くなってくるくらいです。しかし、それよりも触っていてつらいと感じてしまうのは骨盤でした。

骨盤の固さが尋常ではなかったので、「ご主人はいつ亡くなられたのですか」と訊くと、「五年前です」という返事が返ってきました。そのときの会話はそれだけでしたが、翌週にいらしたときに、Mさんのほうから「この間、主人が亡くなったのはいつかと尋ねられましたが、それはもしかすると、どれくらい性行為がなかったかという意味だったのではありませんか」と尋ねられたので、「そうです」とだけ答えました。「やはりそうですか」と言ってMさんは話し始めてくれました。

「実は、私には息子がひとりおりますが、主人の子ではありません。戦争のさなか、思いを抱いていた人がありましたが、その人は特攻隊の零戦に乗ることになりました。出撃の直前に会って一度だけ結ばれて私は身ごもりました。戦争が終わって私は出産しましたが、その人は戦地から戻らず、私はひとりで子育てをしていました。それでは世間的にも肩身が狭かろう、そういう事情ならちょうどいい人がいるからと言われて、カモフラージュするように結婚した相手は女性にまったく興味のない人でした。ですから、私と主人の間にはただの一度も性行為がありませんでした」

「私はまだ若かったので、つらくて、日本舞踊をやったりして気を紛らわせることばかり考えていましたが、本当につらかった」

若い性のエネルギーというものは本当に強いものです。それが行き場がなくて焦げ付いたのですから大変です。

女性の体のほうが顕著ですが、性の要求が高まると体は熱くなると同時に潤います。潤うのは性器だけではなく、皮膚もべたつくし唾液の分泌も活発になります。そして性の要求が満たされると骨盤は最大にゆるんで全身が整いますが、要求が焦げ付いて衰えてしまうと体は冷えて乾いて固くなっていきます。

どうやらMさんは乾いてしまっていたようです。

唾液が涸れてしまって乾いて固くなった口腔内は普通の人とは違う環境ですから普通とは違った細菌がいたって不思議ではありません。

後頭部には腰の急処があります。生殖器の急処なのですが、そこにじっと愉気をしていると、体が熱く火照ってくると同時に唾液の分泌が盛んになります。Mさんの場合は、時間はかかりましたが、唾液が出てくるようになってくると口内炎も痛まなくなってきました。Mさんは、「頭をジッと押さえられると口内炎が治まるというのは不思議だ」と言いながら通ってくれていました。しかし、普通の口内炎は腕の酷使などによる神経過敏で起こることですが、Mさんのは骨盤からの硬直です。長い年月をかけて固まっている腰はそう簡単にはゆるまず、しばらくするとまた口内炎が痛み出しては愉気を受けにくるということを繰り返していました。

僕は、「六十年もたってしまった体が昔のように戻るわけはないのに自分はなにをやっているんだろう」と思ってしまったこともありましたが、そうではありませんでした。「愉気を受けると体が温かくなって、その日は昔のことがよく思い出せるんです」とMさんは言いました。現在のMさんにとって、六十年前の日の記憶がとても大切なものであろうことは確認するまでもありません。

人は同じ出来事の経験でも、体が冷えた状態と気の通った温かい状態では受け取り方も違ってくるものですが、昔の記憶を一番いい状態で思い出すために、そしてその思い出に浸れるために愉気をするということもあるのだと教えてもらいました。

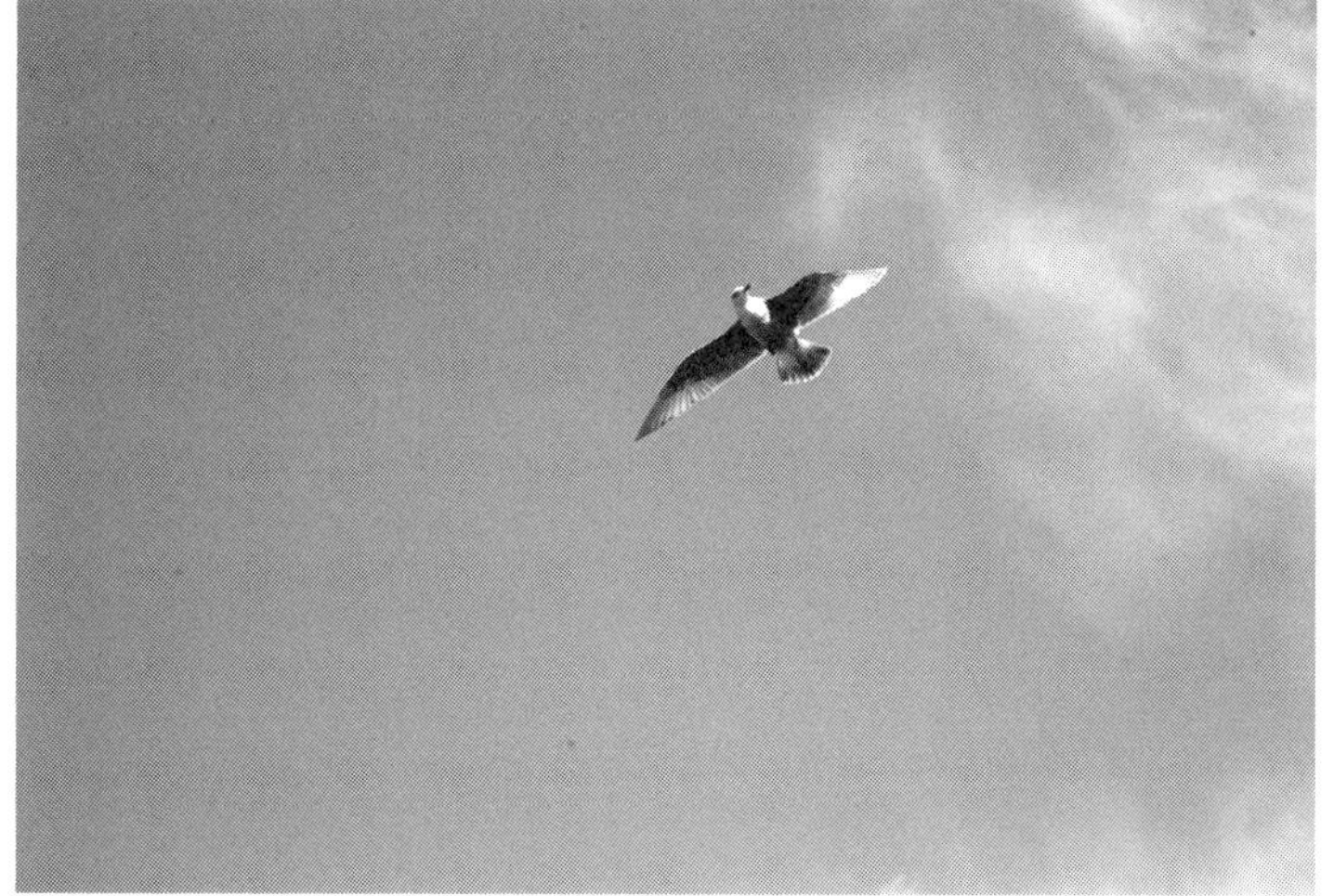

思いこみがつくるもの

電車で席を譲られるたびに「私はもう若くはないのかしら」と考えこんでしまうというKさんが、階段から落ちて肋骨を骨折しました。ケガをしてからずいぶんたつのにずっと痛みが消えず、気持ちもすっかりふさぎこんでしまいました。

病院でそのことを言うと、「治っているはずだから」と今度は心療内科に回されました。「ケガが原因のはずなのに、このままではうつ病患者にされてしまう」という危機感を感じた夫に付き添われて、コルセットに包まれて、こわれものを運ぶような足取りで、そうっとKさんが整体にやってきたのは、骨折してから五ヶ月目のことでした。

胸と背中に触れてみると、コルセットは外してもらったはずなのに、「まだ何か胸に巻いているのですか?」と思わず尋ねてしまったほど硬くなってしまった胸骨に包まれた肺は呼吸をしてないのではないかと思えるほどでした。

「ずいぶん長いこと体を動かしていないみたいだけれど、痛くて動かせなかったのですか？」と訊くと、「年だから、転んだり何かあったらもうくっつかないって病院で言われました。安静にしていてくださいって」

「ああ、それでか」と合点がいったので、胸に呼吸が入ってくるように誘導する操法をしながら肋骨を動かしていきました。胸を押圧して息を吐かせても大丈夫なほど肋骨はしっかりしていました。それなのに自力では呼吸が入ってきません。

そこで、「まだ動かすと痛むと思うけど、動かしても変なことが起きないようにしておきましたから、今日からはコルセットもいらないし、痛くなるように体を動かしたほうが良くなっていきますよ」と話すと、「えっ？　動かしてもいいんですか」と言って泣き出してしまいました。どうやら、この先ずっと動かしてはいけないと思っていたようです。

そして、あれをしてもいいか、これもしていいのかと次々に訊いてくるので、どうしてそんなふうに思うようになったのかを問うと、

「看護婦さんがとても親切な人で、コルセットをつけてもらうときにとても心配してくれました。年だから本当に気をつけてねって。治るまで後ろを振り返ってはいけませんよ、落ちているものを拾ってはいけませんよ、自分で歯を磨いてはいけませんよ、寝返りを打

ってはいけませんよって」

その親切な看護師さんは、若くて経験不足なのかもしれませんが、人間のことがわかっていないようです。

人は、「〜してはいけませんよ」という言葉を受け入れたときに、自分で治る力を失います。僕は、その話を聞きながら、「それなら、息をするのがいちばんいけないだろう」というジョークを思いついたのですが、冗談ではなく本当にKさんは息をして肋骨が動いてしまうことを心配していました。

そこで、肋骨がわざと痛くなるように胸に息を入れる練習をしてみました。背骨を後ろにそらせるように胸を開く動作は肋骨を最大に開きます。どの角度で痛みが最大になるかを探してもらっているうちに、Kさんは、息を吸うときには痛いけれど吐くときは楽になるということがわかってきました。今までは息を吸うことに心の焦点があたっていたけれど、吐くときに良くなっていくことがわかるようになると、自然に深い呼吸が入るようになってきました。

このとき、Kさんの心は自由を感じていたはずなのです。自由な心こそが自発的な治癒をもたらします。心が自由を得て、呼吸が深く入ってきたなら、体は良くなっていくものです。

翌週、Kさんの夫が、「あれからすっかり元気になってしまって、痛いはずなのに家事も普通にやっている。まるで魔法のようだ」と話してくれましたが、こちらからすると、放っておけば治るものをこんなに長く縛り付けていたことのほうが魔法です。

骨は動きます。骨は呼吸をしています。特に肋骨は呼吸で大きく動く部位であり、呼吸をすることが肋骨の機能です。

骨折は構造に起きた異常ですが、構造を形成していく力は、呼吸が機能することによって生まれます。骨折が治ったら呼吸をしていいのだと思っている人が多いようなのですが、呼吸をすることで骨折が治ります。

「骨折したところがずっと調子悪い」といってくる人の体を観ると、ギプスを長くしすぎたとか、炎症を抑えるために冷やしすぎたりして、血流や循環系が止まってしまっていることがほとんどです。腫れが引いたり痛みが静まるから冷やしてしまうのでしょうが、そうやって働きが止まってしまって冷たくなっている部分は機能が止まっています。機能が止まった部位は治らないだけでなく壊れていきます。

病院でレントゲン検査を受けて、「これは老化だから、もうダメです」と言われたという人たちでも、血行が良くなるとか、呼吸が大きくきちんとしてくるといったふうに、基礎的な体の働きが大きくなるように整えていくことで、ダメだと言われていたものが改善することがよくあります。

しかし、「私の体はもうダメなんだ」と、心がそれを受け入れてしまった人の体は本当にダメになっていきます。心は、身体構造すべてに関わる機能ですから、心の働きをダメにしてしまって体だけが良くなっていくということはありません。

力を抜くということ

津軽三味線といえば、迫力のある音で聴く者を圧倒する、その独特の演奏スタイルが思い出されると思います。弦を弾くときに、皮の貼ってある胴の部分を太鼓のように叩いて大きな音を出すので「叩き三味線」とも言われます。そのような激しい音を出すようになった背景には、当然、津軽の厳しい気候風土の影響が想像できますが、その昔、三味線奏者は生活の糧を得るために人々の家を回って、その戸口で演奏し、戸を開けてもらえればわずかな量の米が手に入ったそうです。三味線奏者の生活はとても厳しいものだったようですが、なんとか聴いてもらうために音が厳しくなったようにも思います。

そんな時代に、高橋竹山という三味線奏者が現れます。

竹山は三味線を叩かずに弾きました。相手が演奏を聴いてくれるかどうかが自分の命に関わり、ほかの三味線奏者は大きな音を出して自己アピールをしている状況で、静かに爪弾くことで相手のほうから自発的に耳をそばだててくる方法を選んだ高橋竹山は、人に音を聴かせるということを本当によく知っていたのだと思います。

音楽を聴くためのオーディオ装置でも同じようなことがあります。聴いた瞬間に、「わあ、すごい音!」と思ったのに後から疲れてしまう音というものがあります。体がのけぞるような音は刺激が強すぎて、自分の感覚のどこかが閉じてしまいます。

でも逆に、求心的な音というのでしょうか、はじめは「なんだか物足りないな」と思ったとしても、だんだんとこちらが身を乗り出すように引きこまれていく音があります。

僕の思ういい音とは、その音を聴いていると自分の感覚能力が開いて引きだされていく音、こちらの感覚が研ぎ澄まされていくような音だと言えます。

映画が好きなのですが、最近のハリウッド映画は刺激が強すぎて観ることができないものがよくあります。映画館を出るころには感覚神経が麻痺して閉じてしまっているのを感じます。映画は、美しい映像と音楽にのせて語られる物語にこちらが引きこまれていくから心が別の世界に行くことができるのに、最近は「これでもか」とばかりに余計な添加物があまりにも多くてうるさすぎます。どうしてこんなことになってしまったのでしょうか。こんなことを思いながら昔のイタリア映画『ニュー・シネマ・パラダイス』なんかを観ると涙が出てしまいます。

同じようなことを、外食しても感じることがあります。胃が痛くなるほど味付けが濃くてびっくりすることがありますが、「ラーメン激戦区」のような競争状態で他の店より薄味にしたり化学調味料を使わないなんて、なかなか難しいことなのかもしれません。

こういうことは整体の現場でもあります。

愉気を覚えたてのころは、「力で押すのではなく、気を通すのだ」と教わるのですが、目の前の人がつらそうだと、「すぐになんとかしてあげたい」と思って、つい、手に力が入ってしまうものです。しかし、経験を積んでくると、治るというのは自分の力で治るということで、人に治してもらったものは保たないということがわかってきます。強いマッサージ機を買うと体のコリが取れてそれが必要なくなるのではなく、強い刺激に慣れてしまった体は、もっと強力なマッサージ機が欲しくなるだけです。だから、愉気は「何をされたのかよくわからない」といくら言われても、刺激を小さくしていって相手の中から自発的な力を誘導するだけのものです。

現在の私たちの社会は、常に進歩を求めて走り続けていて、人と人との間には常に競争があり、でも息を抜けば落っこちていってしまうような強迫観念があり、この緊張に耐えられなくなってドロップアウトするしか抜け出す道がないような思いでいる方は多いと思います。それは体に力が入って抜くことができない社会です。

すべての人が、今の自分をより良くしたいと思っていると思いますが、そのために思いつく方法は、たいていいまよりも体がこわばることを含んでいます。

それをおかしいと思っても力を抜くことができない社会。王様が裸だとわかっていてもそれを言えないでいるような閉塞感。でも、誰かがそれをおかしいと言ってくれたら解き放つことができるかもしれない。

だから、いままでの自分よりも圧倒的に力の抜けた生き方というものがあるのだな、と思ってもらえるような人のあり方を示すことができたら、と思います。そこに接した人は、理屈ではなく、一瞬で「ああ、そうか、やっぱりそうだった」というところへ連れていってもらえる。僕は、それは芸術の役割なのだろうと思っていたのですが、愉気というものが、そういうものであるのだといまは思っています。

使わない救急操法

——州子

私が整体の勉強を始めて岡島瑞徳先生のもとで研修生をしていたころは、教わった技術を試してみたくてしょうがありませんでした。

道場に向かう途中、新宿駅の階段を上っていると、「救急車、救急車！」と叫びながら慌てて走っていく駅員さんたちの声が聞こえてきました。

「もしかしたら、なにかあったのかもしれない」

私は少しドキドキしながら、大股で階段を駆け上りました。

ホームは立ち尽くした人であふれていました。「すいません、通してください」と人をかき分けて入っていくと、そこには人が倒れていました。私は迷わずその人の頭を抱えるように座って、脳活気神法を行っていました。

意識を失っているその人の頸椎に触れて愉気をしていると、硬直して動かなかった首の周辺が動き出したのがわかりました。すると、みるみるうちに、その人のお腹が膨れてきて、お腹に息が入ってきました。そして次の瞬間にパッと目を開けました。脳活気神法とは、気絶している人の意識を戻す救急操法なのです。その人が息を吹き返すまで5秒くらい。すごい技術だなあと実感した出来事でした。

その後も、出先で倒れている人に偶然出会うことになり、さまざまな救急操法を試す場面が続きました。いまから思うと、こういうことは、私が求めていたから出会ったことなのかもしれません。新宿駅と池袋駅だけでも一年間で五回もこんな場面に遭遇していたというのは、やっぱりちょっと普通ではありません。

岡島先生を囲む食事の会で先生の隣に座っていた女性が突然てんかんの発作を起こして、先生がその女性に手当てなさるという場面に出会ったことがあります。

その女性にはもともとてんかんを起こす傾向があったとのことでした。ある人は「倒れたときに岡島先生が隣にいたなんてラッキーな人だな」と言いましたが、私には、その女性が望んでいたからそれが起きたように思えました。

現在、私たちの道場には毎日たくさんの人が誠さんの愉気を受けにきてくれています。

彼は愉気をするのが当然と思っており、いらっしゃる方たちは愉気を受けることが当然と思っています。

そこには、私が昔、出かけた先で出会った人たちに救急操法をしたようなあわただしさはまったくありません。彼は毎日、私たちのもとにいつも来てくれている人たちに、救急操法を使わないですむために愉気をしています。

なにも起こらない中にも愉気はあります。

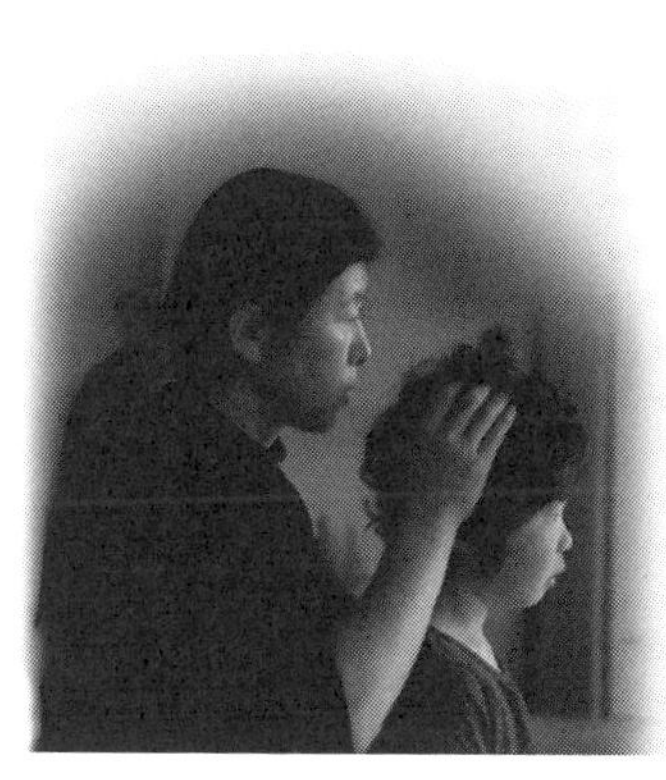

岡島瑞徳先生を偲んで

僕と州子の整体の師匠である岡島瑞徳先生が亡くなって四年[※2]になりました。

岡島先生の主宰する中心感覚研究会の本部道場は世田谷の経堂にあって、当時の僕は農業をしながら小田原から、自由の森学園の体育教師を退いたばかりの州子は飯能から通って稽古をしていました。

州子は入会直後から先生の直弟子である研修生になることを希望し、「一年くらいは一般会員として体の準備をしてからにしてください」と言われ、翌年から研修生になりました。僕は、「自分はまだまだ弟子入りするには準備が足りない」と考え三年待ちました。研修生しか許されない稽古をしているドアの外で稽古だと思ってじっと待ちました。ようやく研修生になったときには州子のことは大先輩だと思っていたので、数年後に入会日がほとんど一緒だったことがわかったときには彼女の図々しさに呆れました。これは州子の体癖が、考えるよりも先に行動になってしまう前後型で、僕のほうは動くよりも先に用意

※2　2012年11月執筆当時

周到な準備をして思惑通りにことが運ぶことを好むものだからかもしれません。

岡島先生は、整体の創始者である野口晴哉先生の弟子でしたが、師の死後は困惑したそうです。野口先生の技術を習得するには数百年かかる（つまり一生かかってもできない）などと言われるその技術がわからない。どういうときにどこを押さえる、どういう型で体を使うかなどは文献も残っているし、知っている。その通りにやっている。だけどもなにかが違う。それがわからない。そして出会ったのが古武術の達人、振武館の黒田鉄山先生でした。

岡島先生はすぐに黒田先生に弟子入りし、そこで野口先生がとんでもないレベルの武道の達人であったことがわかってきました。それまで、「こういうときはここをこうやる」と言って稽古してきた型が、見る人が見ると、普通ではとても真似できないレベルで体の内面での操作が行われていたことがわかってきました。筋肉の使い方、体の使い方が発想からして根本的に違うので、稽古しようにも稽古にならず、技術を一から見直すことになりました。岡島先生は、それまでも多数の著書があり、写真入りで整体の技術の解説もしていたのに、「いままでの僕の本をまだ持っている人は全部捨ててください」と言うほどの変化が起きました。僕たちが研修生だったのは、このような時代です。

そのころの稽古は、朝から始まってまず足の親指を回す、小指を回す、肩甲骨をちょっと開く、体を捻らずに手足を動かすなど、「これって、なんの意味があるのですか？」と訊きたくなるけど訊かずに延々と続く。一度州子が、「なにをしているのか理解できない」と泣きごとを言ったら、「きみがこの稽古の意味を理解するのに、あと何年かかるかなあ」と真顔で言われてしまいました。

そして古武術の稽古。相手に勝とうとか、なんとかしてやろうという作為的な気持ちは余計な力を生んで緊張を高めるだけ。しかし、はじめは自分が力んでいるということすらわかりません。意識が働けば力が入るし、無意識なだけではなにも働きかけは起こらない。相手に当たらず、しかし相手に深く働きかけるために必要なことは、緻密で正確な自己身体操作。

午後の稽古はひたすら愉気。夕方からはちょっと難しい理屈と、人を理解するための観察の稽古。知識で動かず、思いこみで人を観ず、相手の問題となる処（ところ）へは必然的に勝手に手が入ってしまうような体の状態を作ることを目指す。

それから型稽古。体的にハードな稽古ではない。重ねるごとに感覚が研ぎ澄まされていく。同じ動作を筋肉疲労が起きても繰り返すような、体が鈍くなることはしない。いつも筋肉と感覚のフレッシュなところを使って、うまくできたらそれでやめてしまう。

朝の稽古は爽やかに始まるが、夕方の道場は濃密な空気で包まれる。集中力を高めながら気を練っていく。そして呼吸法とヨガ。夜9時くらいになってやっとその日はじめての食事。「本当に大切なことは講座では伝えられない」という師匠が大切にしていたのは稽古の後の酒の席。これはある意味でもっとも貴重な時間。だから帰りはいつも終電。

研修生になってからさらに三年待って出席を許されるのが伝授会。「いまパラパラっと弾いた筋肉繊維は何本だろう」など、感覚が研ぎ澄まされていることが前提の稽古会。気を合わせるために必要なことは毎回同じメンバーで稽古すること。だからなにがあっても欠席しないことが参加条件だった。

レベルが高くなっていくほど稽古の内容は拍子抜けするような些細なことが相手となる。「こんなどうでもいいようなことを、なぜそんなにしつこくやるのか」と感じてしまうのは先人の読みの深さにまだ追いついていないため。その当時のノートが実際に役に立つようになってきたのは独立して毎日人の体を観るようになってから十数年くらいの時間が必要だった。

「きみに伝えたのは秘伝だからね」と厳しい口調で師匠に言われて当惑していた州子。指導員になったときも師匠から離れて独立するときにも言われた。門外不出の技術ということだと思った。それが、晩年の岡島先生は、一般の誰でも受けられる講座で伝授会のような内容を話してしまうように変わっていった。

「あれは秘伝じゃなかったの？」と憤る州子。

「私たちは苦労してやっと教えてもらったことをあんなに簡単に話してしまって」

あれから何年もたって、岡島先生も亡くなってしまってやっと思う。秘伝というものは、それを理解して受け取れるように自分たちが変わっていくために必要な地道な稽古のことであり、先生とともに過ごさせていただいた濃密な時間のことで、僕たちはそれをとてもいい形で受け取ることができた。


いま、僕たちの道場の床の間には、岡島先生の「愉」という文字の書が掛かっています。野口先生に追いつこうとして、どこまでも熱心で真面目に野口先生の後ろ姿を追い求め続け、研究し伝えてくれた岡島先生が指し示してくれた方向を見失わないために。

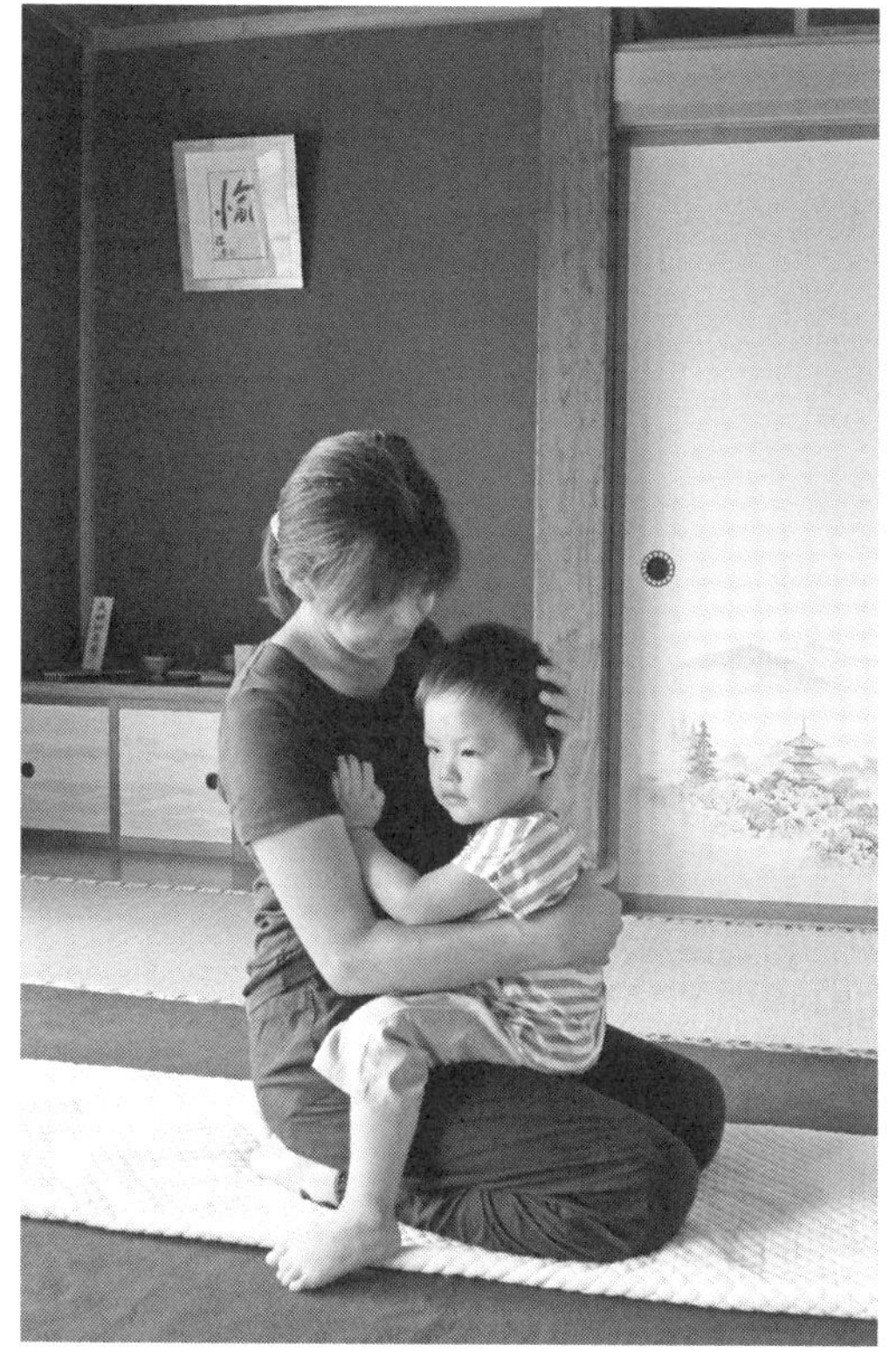

潜在意識

――州子

　私がまだ小さかったころ、姉が腎炎になった。母は姉を背負い、私は母の手を握って病院通いをしていた時期があった。腎臓の薬を飲むと視神経が侵されることがあると聞いたのは後になってからだった。

　ある日、姉が目の前に差し出した自分の指を「見えない」と言い出した。失明寸前だった。目を洗浄されたりまぶたの近くに注射を打たれている姉の姿を、小さかった私はベッドの傍からじっと見ていた。

　それから、入院した姉に母がつききりになったため、私はしばらく祖父母の家に預けられた。姉が退院をしてからは幼稚園に行かされた。幼稚園が嫌いでこっそり抜け出しては海岸沿いの坂を登って崖の上の灯台の近くにあった家まで歩いて帰った。うちに帰ると鳥小屋に入って鳥と遊んだ。画用紙を出されると真ん中にひとつだけお花を描いた。それから小学6年生の転校までの間、私はクラスメイトと言葉を口にして会話することができなかった。自分は自閉的な子であったと思う。


道場に来る親子の中に無口な子どもを見つけると、自分もそうであったことを思い出す。

私の母は、整体でいう開型体癖で、明るくてよく喋る人だった。家は貧しかったけれど明るく愉快だったことと、父が教師で、どこにいっても先生の子どもだと目をかけてもらえたことが救いだった。


姉が体を壊してからずっと母を取られたという喪失感が私にはあった。

整体を勉強するようになってから、病は潜在的なものが作りだすことがわかってきた。

私も姉も、母のことを強く求めていたのだなと納得した。


誰かの愛情を自分の命をかけても取り戻したい。そういう人にたくさん出会った。

潜在意識とはすごいものだと思う。

「自分を見てほしい」「関心を向けてほしい」と親子の間や夫婦の間でそれは起こる。

わけのわからないことに直面しても、潜在意識のことから考えていくとだんだん意味がわかっていく。

体の記憶

ある日の朝、僕は左足の激痛とともに目覚めました。

痛む左足首と脛を手で握ること以外なすすべもなく、なにが起きたのか考えることもできずに、ただひたすら痛みに耐え、気がついたら夜を迎え、そのままあっという間に数日が経過しました。痛みは左足首から下腹部まで広範囲におよんでいて、こんな症状は見たことも経験したこともなかったので困惑しました。

「自分たちの愉気では手に負えないことが起きているのだろうか」

そういったことを考えるのは気が進まなかったけれど、どうすればいいのかわからないのだから、技術的な行き詰まりと認め始めていました。

客観性のある判断を求めて病院にも行ってみました。こういうとき、現代医療ではどういった検査や治療をするのかを知るいい機会だと思ったのですが、総合病院で、はじめは内科、その次は整形外科に回されて、半日以上かかっていろいろと検査を受けても、結果はすべてが「異常なし」でした。核心に近づかない問診が続いてイライラして、「そんな触り方でわかるわけないだろう」と何度も言いそうになりました。

「どこにも異常はありません」

痛みの原因はなにもわからないと言いながら、最後に回された薬局では何種類もの薬を出されました。起きていることがわからないのになんでこんなに薬が出せるのかと、あまりにも腹が立ってきて痛みは増しました。

こうなることはわかっていました。そういえば、これと似たようなことを昔も経験していて、そういう経験があったから整体に出会ったことを思い出しました。

自分の体が問題を抱えたままだということはもちろん知っていました。州子は「あなたの体は、うちに操法を受けにきているどの人よりも悪いよ」とよく言っていました。

僕は、20代のころはオフロードバイクのレースを本気でやっていて、ずいぶんと無茶なこともしてきました。すり傷はケガのうちに入らず、崖から落ちたり全身を地面に叩きつけられるような打撲はしょっちゅうありましたが、体のことよりもレースに勝つことのほうが大切でした。トレーニングを重ねて鍛えてはいましたが、追いこみすぎてバランスが悪く、心の余裕がなかったのです。

一年間働いて貯めた資金をつぎこんでヨーロッパのレースに出る前にかかとを骨折しました。レースに間に合うように、骨折を早く治したくて毎日氷で足を冷やし、痛み止めの消炎剤を塗りこみ続けました。いまだったら絶対やらないことだけれど、当時はこれで治ると思っていました。そして、イタリアの空港に降り立ったときに足が麻痺して動かなくなっていました。冷やし続けて血行の悪くなった足は長時間の移動に耐えられなかったのです。文字通りのエコノミー症候群でした。

翌年の夏も一ヶ月、ヨーロッパの選手権を追ったのですが、その最中に今度は昨年と反対側のかかとを骨折しました。もう涙も出ませんでした。

レースに見切りをつけると、ボロボロになった体だけが残りました。腰が痛くて眠れない夜が続きましたが、そのころからはじめて自分の体と向き合うようになりました。もう、今までのような治療を受ける気にはなれませんでした。体に残っている違和感は、ケガがまだ治っていないからではなく、痛み止めや消炎剤を使ってケガを無理に封じ込めた乱れの結果だろうとしか思えなかったからです。もっと体を総合的に診てくれる人はいないのだろうかと探しましたが、そこから野口整体に出会うまでにはまだ何年か必要でした。当時の僕は見当違いのところばかり探し回っていました。それは、「伝統的な和食の家庭料理が食べたい」と言いながら、繁華街のチェーン店のメニューの中にそれを探していたような感じです。これは本当に縁がなかったとしか言いようがありません。

岡島瑞徳先生との出会いは偶然で突然でした。初めて道場を訪れたとき、そこで行われていたことはいままで目にしたことのない光景なのに、自分が思い描いていたものとあまりに似ていて驚いたことを覚えています。先生の操法は予約が三ヶ月待ちでした。それまでもずいぶん待ちましたが、そうやって、いままでとは違った世界に足を踏み入れるのにすり合わせがずいぶんと必要でした。

最初の操法のとき、自分の体のことは何も話しませんでしたが、先生は僕の足を持ち上げながら、厳しい表情をして「これは治したほうがいいのかなあ」とつぶやきました。

「これを整体で治すのは時間もかかるし大変だよ。きついことも起きるだろうけどきみにそれが乗り越えられるかな」

「望むところだ」と思いました。

しかし、いくらやる気があっても、そんなものはなんの役にも立ちません。体が変わるということは、自分の思い通りに体がなっていくことではなくて、それまで思ってもいなかったことが起き始めることだからです。でも、当時はそんなことは知りません。

最初の操法を受けた後、「なんて体が楽なんだ」と感じたことを覚えています。でも、それはまだ整体のことを車の板金修理のように、体の捻れをとったり矯正したりして整えることだと思っていたからです。本当の変化は目で見えない体の奥で始まっていました。

操法から数週間後、体にだるさを感じるなと思っていたら風邪になりました。熱を測ってみると40度を超えていました。こんなに高い熱は幼児のとき以来です。体がバラバラになるような痛みを全身に感じ、それが数日続きましたが、風邪が経過した後の体は生まれ変わったようにすっきりしていました。

このときから同じような風邪が断続的に一年ほど続きました。いままでとは違ったことが起き始めたことに気がついてもよさそうなものですが、この風邪が整体操法で誘導されたものだと気がついたのはもっとずっと後になってからです。

それから、夜中になると体中に痛みが出るようになりました。

昔の打撲かなにかわかりませんが、痛くて眠れないので、布団の上で痛いところを動かすわけです。僕たちは自働運動と呼んでいますが、痛むところが勝手に動いてしまうという体の調整です。寝ついた後で夜中の2時くらいにそれが出てきて、5時くらいまで続き、夜が明けたころに疲れ切って気を失うように眠るという感じです。そんな状態が週に二、三日はあって、それはいまも続いています。そうやって古傷の記憶をたどって体は昔に戻ろうとしていました。

そうやって夜中にずっと布団の上で動き続けていると昔のことを思い出します。岡島先生から操法を受けたときに、「きみの足首がもう少し柔らかいといいのにね」とポツリと言われた言葉をよく思い出してしまうのですが、自分の足首のどこが問題なのかがわかりませんでした。他に痛いところはたくさんあったけれど、足首に痛みはなかったからです。

体というものは、痛いところ、異常感のあるところは勝手に良くなっていくものですが、感覚がなくなってしまうほど鈍くなってしまったり、体がその異常に気がつかないといつまでも変わらないものです。

今回、激痛の出てきた僕の足首は、本当に長い間、無感覚だったのでした。

体が変わるとき

——州子

誠さんの痛みは突然現れました。

激しい痛みで歩くこともできず、夜も眠れない。痛がる場所に愉気をすると、痛みはますます増して、わけがわからないまま三日が過ぎました。

お酒がいつも過ぎているから内科的な大病かもしれない。痛む場所からすると大腸癌かもしれない。痛みが激しいから結石かもしれない。不安の中で思い巡らしてしまうことは、こんな最悪の事態ばかりでした。

「本当は使いたくないんだけど、痛みがどうしようもないときにだけ使う薬というものが実はあります」と知り合いの医師が話してくれたけど、いまがそのときなのだろうか。でも、それを使ってしまったら元も子もない気がする。

嫌がる彼を無理やり病院に連れていきました。こういう検査ははじめてだったようです。

血液検査、尿検査、レントゲン検査。どれも異常がありませんでした。

「どうしましたか？」

「昔、かかとを骨折していて、古傷が出てきたんだと思います。股関節から足先にかけて弛緩が出てきて全体のバランスが壊れてしまっています」

「それはどういうことですか？　それより痛みが出た日になにかありませんでしたか。ぶつけたとか、重いものを無理して持ったとか。そうでなければ申し訳ないけれど、あなたたちの話はさっぱりわかりません。なにも異常はありません」

病院からの帰り道で、「やっぱり自分たちでなんとかするしかないんだ」と思いました。もっと詳しい検査をするための予約を一週間後に入れてもらったけれど、もうやめよう。助手席でうずくまって痛みに耐えている彼の姿を見ながら、もう私が治すしかないと腹を決めました。


痛みで体が硬直して仰向けにもうつ伏せにもなれない彼の体を観ていくと、腰椎五番から仙椎、そして尾骨までがひどい過敏状態。ここは彼が昔から位置異常を起こしていて、なにをしても変わらなかったところです。そしてお尻から太ももの筋肉の弛緩。脛から先は強度の冷え。お湯で温めてもすぐに冷えてしまう。そして感覚のない足首。彼はここの異常に対してまったく自覚がなかったのに、今回はそこを痛がっている。そういえば、「ここが変わればいいのに」と、痛みの出る前に、私は彼の古傷を触っていたことがあったっけ。

それから三日後、突然、彼の左足全体に強い冷えが起こりました。足全体が硬直し、「冷たくて痛い」と言いながら、歩けないので這うようにしてトイレに行くと足はさらに冷えていきました。「寒い寒い」と言う。足に目を向けると足首から強く冷気が出ている。まるで冷蔵庫を開けると中から冷気が出てくるように、足首から冷たい空気が流れ出てくる。その奥にあるのはやはり弛緩。弛緩に愉気しながら足指の間を拡げていくと、この冷えは一日で経過しました。筋肉の緊張はわかりやすいけれど、弛緩は見つけにくく怖いものだと思いました。

痛みというものは、本人はもちろんだけれど、そばにいる人にとってもつらいものです。もしかしたらこのまま歩けなくなってしまうのではないかという不安がなんども頭をよぎります。そんな激痛が十日くらい過ぎたあたりから、いままでなにをしても動き出さなかった仙骨と尾骨に反応が出てきました。少しでも動き出してくれれば尾骨自身がどうなりたいのか、その方向がわかります。私自身も、仙骨や尾骨をどう押さえていけば位置が整うのかがわかってきました。

そしてついに尾骨が動き出しました。すると、腰椎だけでなく胸椎もお腹も、みんな弾力が出てだんだんきれいになってきたではありませんか。なんだ、やっぱりそうだった。彼の体が変わるためには、この激痛は必要だったんだとようやく思えました。

それから最後まで痛みが残ったのは脛でした。この場所は、昔、骨折やケガを繰り返していた時期に、いつも大きな氷の塊をあてて冷やしていたのだということを彼はこのとき白状しました。彼が「足を氷で冷やしてはいけないよ」といつも人に言っている理由がわかりました。

私は若いころアキレス腱を切っていて、そのころはまだ整体を知らなかったので手術してつないでもらったのですが、後になって手術ではなく愉気で治した人のアキレス腱を見て「こんなにきれいにつながるのか」と驚きました。だから、脛のあたりのケガには思い入れがあります。お互いに脛に傷を持っているのだと笑いながら、自分がアキレス腱を切ったときにやってもらいたかったと思っていたことをしてみると、足から冷えが抜けて彼はようやく立ち上がることができました。

この二週間、なんて長かったんだろうとも思いました。

こういうことは、理由やきっかけがないとなかなか起こりません。そして、彼の体が痛み出すきっかけになったものはそれより少し前に自宅で行った大谷環さんのギターコンサートだったかもしれません。

道場内がクラシックギターの柔らかい音色で満たされて、彼はとても嬉しそうでした。

「あの音を聴くと体が変わるよ」とみんなに言っていた彼自身が一番の恩恵を受けたようです。彼は二週間も仕事を休むことになりましたが、研修生や娘たちが入れ替わり手伝ってくれて、彼が痛みの中に浸っている時間を妨げるものはなにもありませんでした。

いろいろな試練が繰り返し訪れるけれど、体はいつも良い方向に向かっていく。今回もそのことが確認できただけでした。

生まれ変わるということ

「やっぱり、こういうお仕事をしていると、人からなにか悪いものをもらってしまったりするのですか？」

なにがあっても休まないと言っていた僕が二週間も仕事を休んでしまったので、心配してくれた人からいろいろなことを訊かれました。たしかに、相手の調子の悪いところにじっと気を集めていると、こちらもそこが痛くなったりはします。自分の気をあげることで相手を元気にするのだと思っていれば、自分はぐったり疲れてしまいます。

しかし、愉気というものは、相手に気を通すことで、それ以上に自分に気が通ります。愉気とは自分も元気になる方法なのです。

それなら、なぜこんなことになったのかといえば、前より良くなっていることがわかるいまだからこそ言えることですが、「良くなるために、それまでの古い体を壊す必要があったから」ということです。農薬を使っていた果樹園を自然農法に転換すると、一度木が枯れて死んでしまったかのような時期を経過してからいままでとは違う新しい芽が吹き出す。それと似ているかもしれません。死ぬから生まれ変わることができるとも言えるし、壊れるから再生するとも言えます。

人体で破壊と再生といえば女性の出産です。母体の出産時の骨盤は限界以上に開くので壊れます。だから出産後は安静が大切です。しかし、壊れるほどしっかり開ききった骨盤には新しい力が生まれ始めます。脱皮したてのカニのように柔らかくしなやかな構造体に変わるのです。脱皮は生まれ変わるということです。弾力を取り戻した骨盤は、全身を変えていきます。女性の出産はうまくするとこの上ない体の調整の機会です。そして、女性には毎月の生理というものがあります。これは出産ほど大きくはないけれど、骨盤に起こることは同じです。女性は常に破壊と再生の中で生きています。

男には残念ながらこういう身体再生の働きがありません。だから積極的に壊さないといけません。調子の良くないときは静かに過ごし、調子の良いときには積極的に無理をかけて壊す。疲れたら休み、壊しすぎたら安静。これが生命のリズムです。この波をうまくつかまえると振幅の幅が広がって体に弾力が出てきます。

だから、僕の体がこのように壊れたのも、整体をやってきた結果というか成果なのです。これは、痛みを出そうとか体を変化させようとか、頭で思ってもできないけれど、長年、愉気ばかりしていたらそうなってしまったというしかありません。

愉気は、頭で思い描いた通りに体を治すのではなく「体がなりたいように勝手にそうなってしまった」といったふうに、自然にそうなってしまうことを誘導します。

今回のことも、まったく予期せぬ形で始まり、経過していきました。

イモムシがサナギになったりチョウになったりと体が変化するけれども、もしも意識があってこれから自分の身に起こることを前もって知っていたら怖いだろうなということをよく思っていたのですが、自分にこういうことが起きてみて、意識は体の変化に口出しできないのだと感じました。それは、いくら頭で考えたり決心したりしても体の変化は誘導できないということでもあります。考えたらできないけれど、そうなってしまうからできるのだろうなということです。

だから僕自身は自分になにが起きたのかがわからなかったけれど、州子は、僕の背骨を観察し、骨盤の変化を見つけて「これは脱皮だったんだね」と言いました。

痛みが出て動けなくなってからは、とにかくひたすら痛いだけなのでなにも考えられませんでした。意識が飛んでしまったように、自分ではよくわからなかったというのが正直なところです。でも、経過が終わって意識がはっきりしてくると、ずっと自室にこもりきりだったのに、遠いところ（銀河系とか）を旅して戻ってきたような気がしました。それは、死んでしまうときや生まれてくるときにも同じようなところを通るのかもしれません。

僕が動けなくなっている間、不安になったり、「本当に、これでいいのか」と方向性を疑ってしまうことはなかったのかと何気なく州子に訊いてみました。

「観音様に手を合わせて、『主人をこんな目にあわせていただいてありがとうございます』とお礼を言ってから、亡くなった岡島先生と野口先生にその日の体の変化を報告していました。これを毎日続けましたが、私が不安になるような返事はどこからも返ってきませんでした」

これを聞いて、僕は自分で銀河を旅してきたように思っていたのに、現実にはまだ州子の掌の中だったのかと孫悟空の気分になりました。

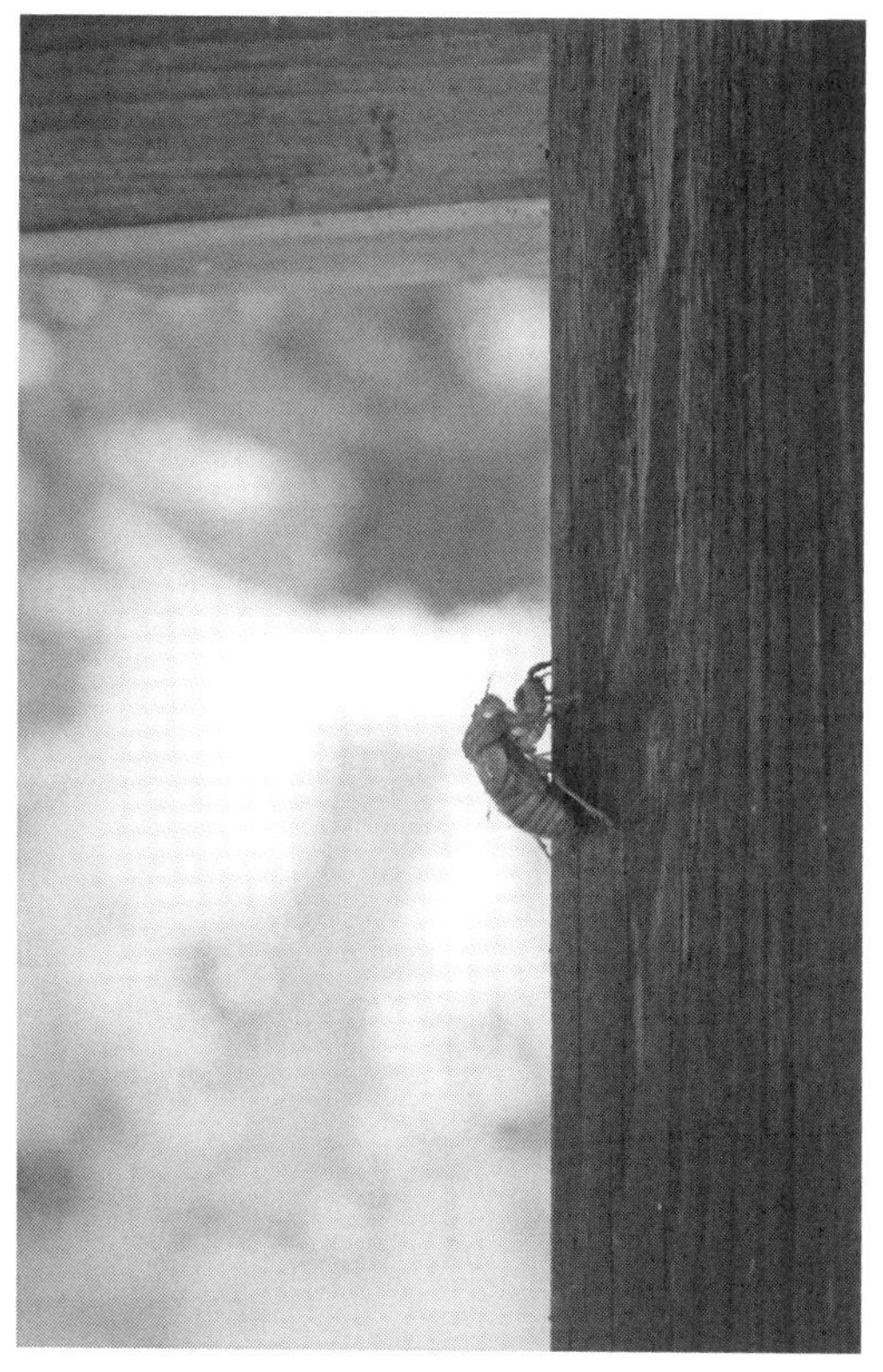

父の脳梗塞

実家の父が数年前に脳梗塞をやりました。

会社を退職してからは自宅で設計図面を引く仕事をしていたのですが、仕事用に改装した自室のレイアウトが快適だったらしく、椅子に座ったまま過ごすことが起きている時間のほとんどを占めるようになっていました。母や妹はその様子を見て「少しは運動したら」と言っていたのですが、病気らしいものをしたこともなく体に自信のあった父は、家族のそんな言葉に耳を貸すことはありませんでした。

そして、家族の予期していた心配の通り、ソファに座ったまま失禁してしまったり、車を運転中に信号待ちの交差点で失神してしまったりということが起き始めました。ごく軽い脳梗塞でしたが、同時に足が萎縮してきました。家族が父の異常をもっとも感じたのは、駅のホームのベンチに腰掛けて電車を待っていて、電車が来てから歩き始めたのですが間に合わずに乗れなかったときです。そして、それよりも家族がショックを受けたのは、父の足がそれほど動かなくなっているのに、自分の足がおかしいということがわからないほど本人の頭もおかしくなってしまっているということでした。

歩くことがほとんどない生活を続けたために足が萎縮してしまって脳が壊れたということですから、やるべきことは歩くことです。整体操法でも、壊れた脳への働きかけは手足への刺激を使います。体を動かすことが脳の調整です。そして、体操やリハビリといった、生活とは別のものを付け足すのではなく、生活そのものが体を動かすものに変わっていかないと刺激の量が足りません。

現代病の原因の多くが、椅子に座りっぱなしの体を動かさない生活からもたらされていることは明らかです。だから、体を使った暮らし方に生活を切り替えることが、なによりも確実な体の改善方法です。しかし、父に対して「じっとしていないでもっと体を動かしたら」とは、家族がいままでもずっと言ってきたことです。頭がきちんとしていたときでさえ聞いてくれなかったのに、頭がボーッとして会話もろくに通じなくなっているのにいったいどうすればいいのか家族は途方に暮れるばかりでした。このまま刺激のない毎日の中で枯れるように動けなくなってしまうのではないか、もうダメなのかな、と思ってしまうときもありました。

転機というのはいつも思いがけないところからやってくるものです。

動かないと思われていた父が、なにを思ったのか、ある日、孫娘を連れてアイススケート場に出かけたらしいのです。トボトボとしか歩けないのに、若いころは運動が得意で北海道生まれの父は、歩けなくなってもスケートはまだ昔のように華麗に滑れると思っていて、その姿を孫に見せたかったのだと思うのですが、当然そんなはずはなく、スケート靴を履いて氷の上に立った途端に思い切り後ろに転倒して腰を激しく打ちました。

それからは、打った坐骨の痛みを訴えるようになりました。しかし、いくら愉気をしていっても痛みは取れません。それどころか愉気をすればするほど痛みが出てくるようにも思えます。そして、足のほうまで痛がるようになってきたとき、「そうか、これは脳の調整なんだ」と気づきました。父は、足が萎縮して脳が壊れかけていましたが、足に激しい痛みが出てきたことはこの上ない脳への刺激です。父が自分で運動しようとしても大した動きにはならなかったと思いますが、終日痛みがあることで、もうじっとしているわけにはいかなくなってしまいました。

父の愉気はいつも州子がしてくれていました。僕にはなにも言いませんでしたが、州子には言いやすいのか、足の痛みを切々と訴えていました。州子もそれを上手に聞きながら、「ここはどうですか?」と足ばかりを相手にするので、「頭の壊れた人」だった父は、いつの間にか「足の痛い人」に変わっていきました。

ボーッとしてなんの意欲も気力もないまま眠るように人生を閉じていくのかと思われていた父でしたが、「この痛みをなんとかしてほしい」という訴えが出てくると、それはだんだんと「良くなりたい」「歩けるようになりたい」というものに変わっていきました。激しい痛みに鼓舞されて父の中から出てきたものは、なくなりかけていた生きようとする力でした。

それから数ヶ月が過ぎて、打撲の痛みを忘れるころ、父は以前のような普通の生活ができるようになっていました。ろれつが回らなかったりしていた脳梗塞の症状はほとんどなくなって、歩く速度も戻っていました。

家族に言われるまでもなく、父は前から自分でもなにか運動をしなくてはと思っていたはずです。でも、そのような決意はなんの効果も残しませんでしたが、潜在意識がそうさせたのか、歩けないのにスケートに行くというわけのわからない行動は、結果的には自らを蘇生させるきっかけとなりました。

あんなに痛がっていたのですから、転倒したときにヒビくらい入っていたのかもしれません。でも、それで安静にして寝たきりになっていたらそれで終わっていたと思います。

整体で技術というものを考えるとき、その人の体が向かっている方向を変えることができるかどうかがカギとなりますが、病気やケガというものが方向転換のきっかけに使えることもあります。

排泄反応は体の掃除

一口に「鼻血」と言っても、その出方はいろいろあります。

高校生の男の子が教室で女子に見とれてうっかり鼻血を出したら、その健全さを笑われてからかわれるだけで誰も心配はしてくれませんが、頭を思い切りぶつけた子どもがその晩、鼻血をたくさん出したりしたらお母さんはとても心配してしまいます。

しかし、これはどちらも体の自然な調整です。前者は余分な性エネルギーを、頭をぶつけた子は打撲で受けた衝撃のエネルギーを、それぞれ血液に乗せて体の外に捨てているのです。だから、子どもが頭をぶつけたときに触って「なにか変だな」ということをお母さんが感じていたなら、鼻血が出た後は頭がすっきりしてきちんとしたことも頭を触ればわかるはずです。

少し年配の頭のおかしい人がいました。おかしいと言っても病名がつくような異常ではなく、いつもクヨクヨして心配ごとでいっぱいになっている頭でした。

その頭に愉気をしていくと鼻血を出すようになりました。その人は心配になって「また鼻血を出してしまいました」と報告してくれるのですが、鼻血を出すたびに頭がきちんとしていくのがこちらにはわかります。鼻血はしばらく続きましたが、出し切ってもう鼻血を出す必要がないほど頭がきちんとしてくると、以前のような必要のない心配ごとを言わなくなりました。頭がすっきりしてきたようです。

脳が疲れると、翌朝目覚めたときに大量の目ヤニが出たりします。これは脳の掃除です。「頭が疲れてたんだな。これでスッキリしたな」と思えばいいだけのことなのですが、最近はこれを目の病気だと思って病院に行く人がいるので驚いてしまいます。もっと驚いたのは目ヤニに対して薬が出ることです。すごい時代になったものです。

生命というものは活発に働くほどなにかを捨てなければなりません。愉気というのは、エネルギーの捨て場を導くことで体の働きを促していると言っていいと思います。つまり、鼻血や目ヤニが出るようにしています。だから、気の流れの出口を閉ざすような治療にはつい、疑問を感じてしまいます。排泄の出口に起きていることをいちいち消毒なんかしていたら、その反応が止まってしまうからです。

脳の働きが鈍るような疲れに対して、なんでもいいから排泄の出口を作るだけで、頭蓋骨は呼吸を始めます。頭蓋骨も開いたり閉じたりするのです。触ればわかります。呼吸というものがそもそも出し入れをするものですから当たり前ですが、頭蓋骨が呼吸をすることで脳の働きと排泄能力が高まります。脳が浄化されます。

しかし、もっと厄介な、例えば脳腫瘍のようなものだと頭蓋骨の呼吸が始まったくらいでは排泄は起こりません。この場合は親指の爪を両端から挟んで押さえます。頭に異常があるとここがとても痛いものです。その痛みが出てくるようにじっと愉気していると指先から膿が出てくることがあります。その膿が出切ってしまうと脳腫瘍がなくなっているという、不思議だけれど、そういうことがあります。親指の膿を出し切らずに消毒してしまうと反応はそこで止まってしまいます。

これは体内に入ってしまった異物を排出する方法でもあります。棘（とげ）のような小さなものから、なにかの爆発に巻き込まれたときの金属片など、いろいろなものが出てきます。

なにか、とても頭の変な人がいました。愉気をすると激しい頭痛が始まるようになったのですが、その様子が普通と違ってなんだか出産のような、出るものが出ないで苦しんでいる感じなのです。なにかよくないものが頭の中にいる感じがしたので脳腫瘍の人にする親指の愉気をしていたのですが、こめかみの皮膚を突き破って中から出てきたのは数年前に目に装着したまま行方不明になっていたというコンタクトレンズでした。

人は自分で気がつかずにいろいろなものを体内に抱えています。

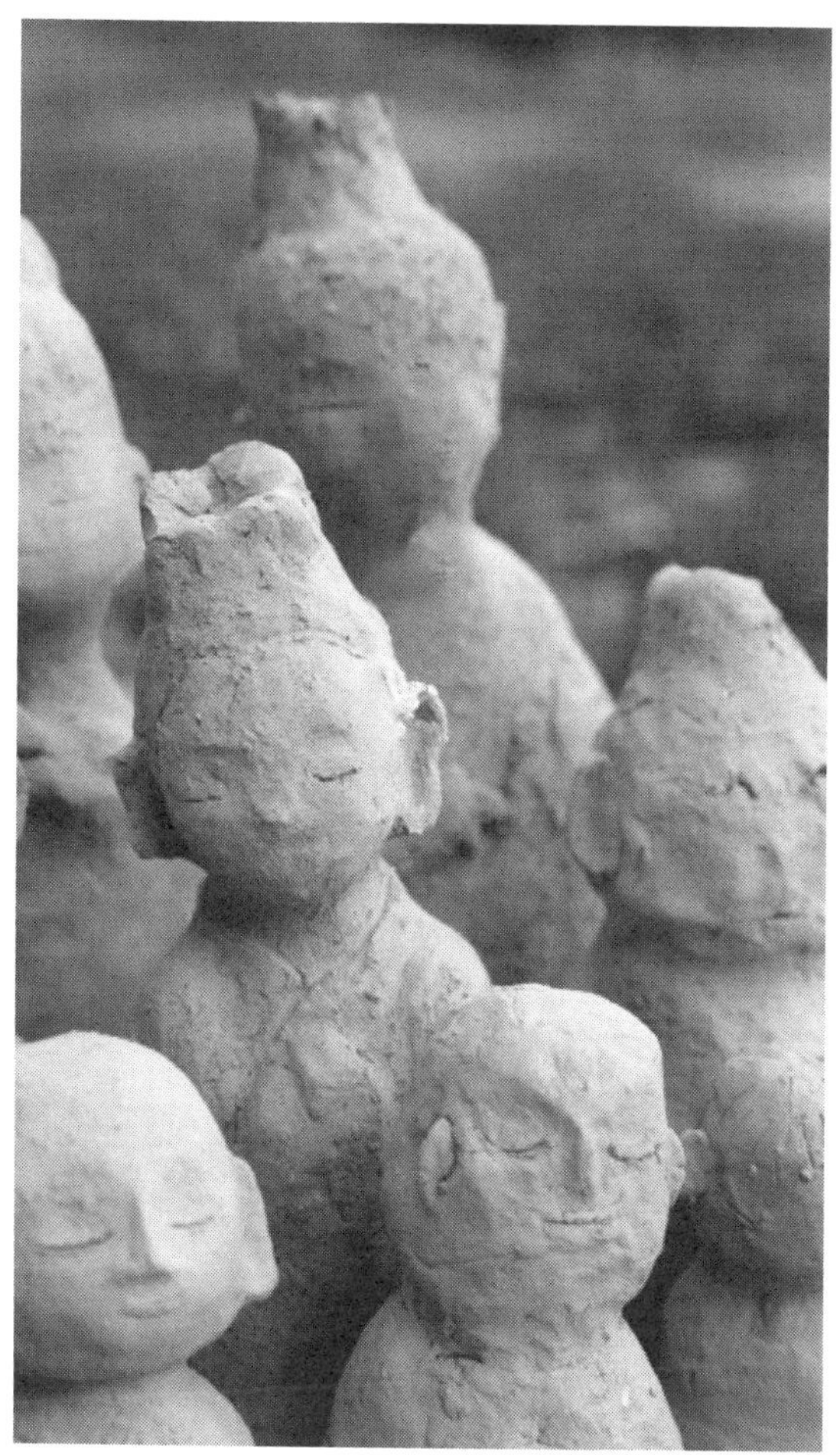

子どもたちが作ったお地蔵さま

摂食障害を知る

――州子

縁あって体を観ることになったのだけれど、どうしてそんな体をしているのか、若い女性がどうしてそんな暮らし方をしているのか、みっちゃんは謎だらけの女性でした。

山の上の一軒家で一人で暮らしていた彼女は、山で一人暮らしができる体だとは到底思えなかったけれど、彼女の体を理解するには暮らし方から見ないとダメだと思ったので自宅まで様子を見にいくことになっていました。夕方の約束した時間を少し過ぎて到着して、玄関で声をかけたけれど返事はありません。

「あがりますね」

この前来たときに操法をした部屋に姿はありません。なにか予感がしたので家の中を探すと、キッチンのカウンターの奥の狭いところでみっちゃんは倒れていました。両目をカッと見開いたまま、仰向けで肘を体にぴったり付けて、手の指を曲げて手のひらを天井に向けるようにして全身を硬直させていました。かすかに呼吸はあるし、意識もあるようだけれど返答はありません。私が来るのを待ちながら倒れてしまったのだと思いました。山の家は日が落ちると急速に気温が下がってきます。冷え切ってしまっている彼女の体をリビングまで運んで暖房をつけました。

とても危ないと感じながら救急操法をしました。拒食症の彼女は、背は高いけれどガリガリに痩せていて体重はたぶん20キロ足らずです。愉気をしながら息が吸えるようにしていくと、硬直していた手足を自分でゆっくり動かし始めました。手足が動いて体温が上がってくると、ようやく手足が伸びて背中が床につくようになりました。私は時間をかけながら内臓が動いてくるようにゆっくりとしたリズムで体を触っていきました。触りながら、みっちゃんは両親の愛情を強く求めているのだとそのとき感じました。

「一緒にいてあげるから大丈夫だよ」

なんどもそう語りかけましたが、彼女はその言葉に強く反応してきます。

「こんなに寂しがっている女性がなんでこんなに寂しいところに一人で住んでいるんだろう」

彼女の体の特異さと、彼女の暮らしの不自然さは関係がありそうです。問題点は少し見えてきました。

みっちゃんが落ち着いて眠ってしまったので近所を訪ねてみると、普段から彼女の面倒を見ている人がすぐに見つかって話を聞くことができました。

「ご両親は都会で立派な仕事をして忙しくしているそうです。社会的な体裁というか、あんな体の娘がいることを世間に知られたくなくてこんな山の中に家を買い与えたみたいですよ」

やっぱりそうか。

「あんな体だから仕方なくそうした」ということらしいけど、愛情を受け取れなかったからあんな体になったはずなんだけど。

極限まで痩せ細って肋骨や骨盤の形が浮き上がっているみっちゃんの体を見ると、地獄絵に描かれている餓鬼を思い出さずにはいられません。そういえば餓鬼たちがなんであんなに痩せているかと言えば、食べようとするのだけれど、食べ物が口元で消えてしまって受け取れないのだと聞いたことがあります。みっちゃんの体も、ただ食べられないのではなく、自分が求めている愛情を受け取れないということを感じずに入られません。

食べては吐く拒食症の子たち。そういう子にはじめて出会ったのは、私が高校教師をしていたときです。目の前の食べ物を食べるだけ食べた後で、自分の手をグーにして口の中に突っ込んで吐く。

私はそれまで、そんな子たちがいることさえ知らなかったのでショックでした。手首を切って「死にたい」とわざわざ私に伝えにくる生徒を一人で家に帰すのも怖くて自分の家に泊まらせて話を聴いたけれど、助けようにもなにもできないことを思い知らされるだけでした。そのころから、自分の心のつらさを、体を傷つけて訴えている子がたくさんいることがわかってきました。そして、その子たちに対して自分がなにもできないことがわかってくると、教師の仕事は続けられなくなりました。

私が学校を退職して整体道場に通うようになったのは、こういう子どもたちのことがあったからかもしれません。

脚下照顧

脚下照顧（きゃっかしょうこ）とは、「自分の足元をよく見なさい」「自分の様子をよく見なさい」という禅語です。

脱いだ履物の様子を見れば心の状態がわかるとも言われますが、「体の不調を気にかける前に自分の振る舞いを見直してみたら」と言いたくなることがあります。

体に現れてくる症状だけを薬で押さえこんでも、心が乱れたままだったらまた繰り返すものですが、自分の振る舞いを正して心がきちんとしていけば体もきちんとしてしまうものです。

「ひどいアトピーがあるのですが体を観ていただけますか？」という若い女性からの電話がありました。

「それから、慢性的な頭痛と生理痛がひどくて、精神的にも不安定だと思います」

「それで、あなたはいままでなにか治療を受けていたことがありますか」と訊くと、僕には何度聞いても覚えられそうもないカタカナの難しい薬の名前を使ってきた年代順に羅列してきました。その話しぶりがとても専門的に思えたので、「あなたは医療関係者ですか?」と訊くと、東京大学の学生だが医学部ではないと言う。そして西洋医学だけでなく漢方も同じように広い知識と治療経験を持っていました。

それだけやってきて、体は年々ひどくなっていることに興味を持ったので操法の約束をしました。実際に会ってみると、アトピーだとか頭痛だとか、体に現れる症状以外のところで彼女のおかしさは一目瞭然でした。体と心の時間がずれているというか、全体を一つにまとめるはずのものが狂っていました。彼女のおかしいところは頭だと思いました。

彼女の操法をしたころの道場では、操法をする部屋は二階にあって更衣するスペースが隣にありました。受付で名前を書いてもらって料金箱にお金を入れてもらい、初回カードに住所などを記入してもらったのですが、彼女は初対面の挨拶をしながらその手はカードの記入を始めていました。「器用なことをする人だな」と最初は思ったのですが、料金箱に入れるお金を数えながら「更衣室はどこですか」と訊いてきました。その後も、やっていることと頭で考えていることがすべてずれていることが見ていてわかりました。

結果、数分後には、財布の入ったバッグが受付の机に置かれたままになり、料金箱の蓋は開けっ放し、更衣室には靴下が脱ぎ捨ててあり、部屋のあちこちには、コートが丸まったりバッグが転んだりしながら置かれていました。玄関に脱いだ靴がどんな様子なのかは見にいかなくても想像がつきます。

「きみはこの光景を見てなんとも思わないのですか」

さっきまで整然としていた室内の乱れ方に僕は気持ちが悪くなってしまって、つい、そう言ってしまいました。すると彼女は、「これは私がやったのですか」と逆に僕に訊いてきました。こういう指摘をされたのははじめてだったようです。

心の乱れを見て見ぬ振りをしながら体だけを整えるなんてことはできないと思ったので、つい、言ってしまったのですが、彼女は基本的には、「そういうことはどうでもいいことではないでしょうか」と思っていることが何回か操法をしていてわかってきました。彼女の頭が忙しいのは、「自分が考えるべきことは、もっと価値のあるとても大事なことだ」と思っているからでした。

「靴をそろえるなんてつまらないことはいつでも誰にでもできるけれど、地球の環境だとか人類の未来だとか、私にはもっと考えるべき大切なことが他にある」と言うので、「いや、靴をそろえるほうが先だろう」と思いました。自分自身がきちんとしていないのに、なんで地球規模のことが考えられると思っているのか、こんな体や頭や心でいろいろ考えたって大したことは思いつかないはずなのですが、そう言ってしまうわけにもいかず、「子どものころ、掃除や洗濯とか家の手伝いなんてしなくていいから勉強だけしなさいって親から言われてなかった？」と訊いたら小さくうなずいていました。

「靴をそろえなさい」なんて言っても彼女の忙しい頭には通じないので、もう黙って愉気だけしていました。手を当てられたところに心を集中させることができてくれば、いまの自分の体に起きていることに心が向くようになるはずだからです。そうすれば、体が気づくようになります。

何回か操法をして体がゆるんでくると、彼女の顔の皮膚から膿がたくさん出てきました。最初に来たときは「ちょっとひどいな」程度に抑え込まれていたものが、「とてもひどいな」という感じです。

彼女は「良くなると思って通っているのに悪くなった」と言ってきました。

「悪くなったのではなくて、これが今まで見ないようにしていたあなたの体の本当の姿だよ」

自分の体にいま起きていることで真剣に悩むということは、いままでずれていた体と心の時間がそろってきたということです。

「ここから先はちょっと時間はかかるけれど、これが経過できたならあなたの本当の問題が解決に向かい始めると思うよ」と話しました。

彼女は、はじめは悩んでいるようでしたが、数日すると「いま取り組んでいる論文を仕上げなければならないから」と言ってきました。

「私には、体のことで悩んだり苦しんだりしている余裕はないんです」と言って整体から離れていきました。

あれからずいぶんたちますが、彼女に本当に必要だったのは靴をそろえることができるようになることだったと僕はいまでも思っています。

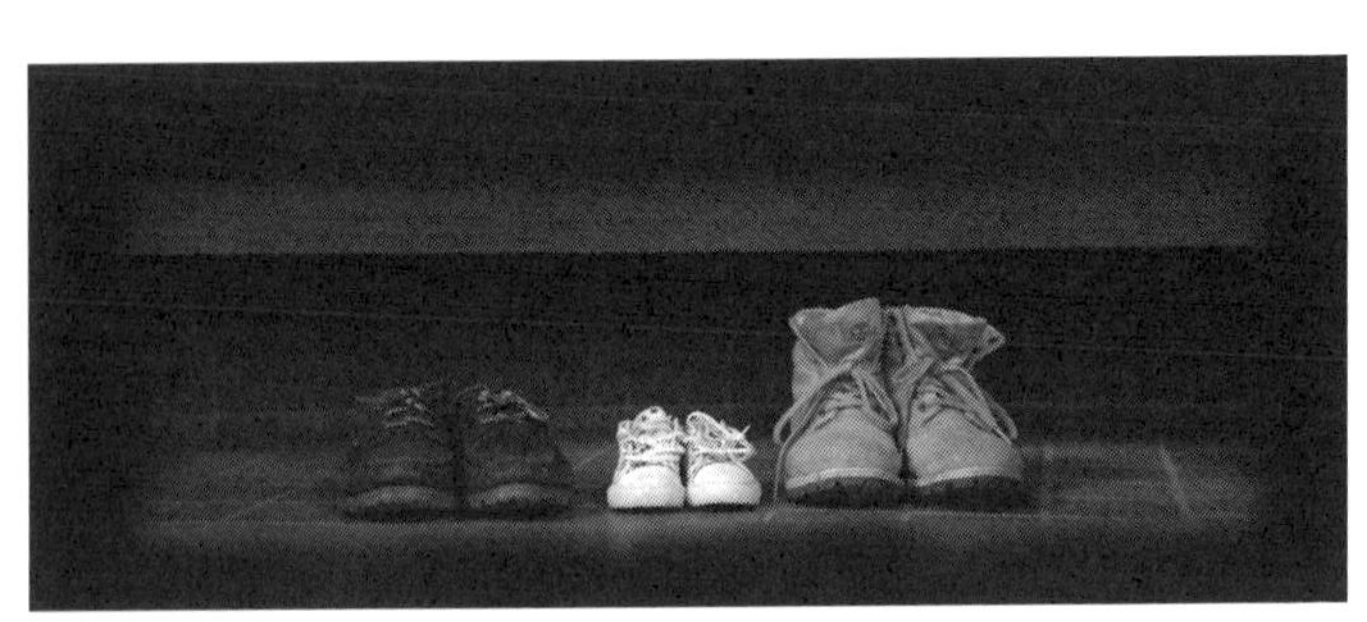

グローバル化する気の世界

うちの道場の稽古会では、自働運動のときの音楽にはいつもマーラーの交響曲第４番を使っています。この曲の開放的で明るくものごとが進行していく雰囲気が自働運動にはとても合うからです。マーラーの４番を聴けば「自働運動の音楽だ」と思う人がいるくらいずっと使っています。

ところがチェコの人が稽古会に参加したときに「この曲を聴きながらあのような軽い動きは出てこない」と言われました。彼の国では、クラシック音楽は厳正でかしこまって聴くべきもので、とても自由な動きを誘発するものではないと感じてしまうそうなのです。文化の背景が違うのですから当然のことと思いました。

「整体操法を受けるときは、約束の時間よりも15分くらい早めに来て、静かに座って心を落ち着けてください」といつも話しています。そのほうがしっかり愉気を受け止めることができることを日本人ならすぐにわかってもらえます。ところが欧米の人から、「なにもしないで座っている間はなにをしていればいいのですか?」と訊かれて困ることがあります。そんなことは説明できません。

オイゲン・ヘリゲルの『弓と禅』にも、師匠に「外国人に禅がわかるはずがない」と入門を断られる件がありますが、東洋の文化が体で感じることに重きを置いているのに対して、西洋では頭で考えたことを意識的に体に下ろしていくという違いがあるように思います。真逆です。だから、「頭で考えないで体でやる」ということを頭で理解して意識的に真似しても滑稽なだけだったりします。昔の「刑事コロンボ」にも、瞑想している人に向かって「座禅はなにもしないでなにをしているの?」と茶化す場面がありましたから、欧米の人もこのことはちゃんと知っているようです。

いずれにせよ、僕が興味があるのは文化の形式の違いを乗り越えられるかという話ではなくもっと根っこのことで、気が通るということは、地球上の人間すべてに共通して起こる普遍的な反応なのではないかということです。

国籍不明（というより僕がその国の名前を聞いたことがなかった）の若いカップルが整体操法を受けにきました。整体を受けにくる外国の人のなかには、日本の文化を体験しようという目的意識を感じることがありますが、そのときに愉気がどう受け取られるのかはこちらも興味のあるところです。

はじめに女性のほうに愉気をしていると、男性はその部屋の静寂な雰囲気の中でわが身をどう処するべきか考えながらぎこちなく正座していましたが、そのうちいたたまれなくなったのか、スマホを取り出してなにかを始めてしまったので、「おいおい、それはないだろう」と操法を中断して話をしました。

「きみが彼女に注意を向けているのとスマホに夢中になっているのとでは、これから彼女の体に起こることがぜんぜん変わってくるのだけれど」と話すと、その意味はわかるというので、「それならやり方を教えてあげる。僕が彼女になにをしているかを目で追わないで。それよりも、目を閉じて、彼女の呼吸がだんだんと変わっていくことだけを感じるように彼女に神経を集中していて」

彼はとても上手に彼女に気を集めることができて、そのとき、その場はとてもいい空間になりました。東洋か西洋かもわからない国の人にも、同じように愉気が通じます。それなのに、気の通るという意味がわからない日本人が増えていると感じることもあります。

「子どもがお腹が痛いと言ってます」と母子が操法を受けに来ました。僕が子どもに愉気をし始めると、お母さんはスマホを取り出して熱心に誰かとメールの交換を始めました。操法の間、自分の子がどんな言葉をかけられているのかに興味はないようでした。そして、操法が終わった途端に「ほら、先生にちゃんとご挨拶をしなさい」と言いました。

現代は忙しい時代ですから、誰もが時間を有効に使いたいと思って日々を送っていることは知っています。でも、これでは子どものお腹が痛くなってしまって当たり前です。

アトピーも喘息も「自分に注意を向けてもらいたい」という親への要求が含まれているものです。それは親が気がついてもらえるまで続きます。探している答えはお互いの体のなかや関係性にあるのであって、スマホで探したってダメなのです。

人に気を向けることの意味を、気の本家である日本人や中国人が忘れていっているのと入れ替わりに、欧米の人たちが気を扱う技術や価値を発見し出していると感じます。西洋は、産業革命以後の生活の変化を100年以上早く経験しているから、東洋の人がまだ知らない、モノに頼ることの行き詰まりに早く気づいているのかもしれません。

気の世界もグローバル化しています。

これから先は世界中で価値観がひとつになってAIやITといったテクノロジーに期待を向けていく時代がしばらくは続くと思いますが、その先で人類が見つける結論は、「AIはなんでもできるけれど、気を扱うことは人間にしかできない」ということだと僕は思ってます。

気絶した足に気を通す

何年も前にトラックに轢かれて、それ以来きちんと歩くことができなくなっていた女性がいました。外傷はきれいに治ったし、骨もつながっているから、「もう、あなたの足は治っているんですよ」と治療を受けた病院で言われて退院したのですが、治ったはずの足は動きませんでした。

付き添いの人の介助を受けながら動かないほうの足を引きずるようにして整体を受けにきてくれた彼女の足に触ってみると、生きていればあるはずの反応がありません。足に気が通っていないのです。この状態を僕たちは「治った」とは言いません。足は生きているけれど気を失っている。足が気絶している。これでは足は動き出しません。

そもそも、どうしてこのような気絶状態が起きたのかというと、まず、事故の衝撃のショックが考えられますが、ケガをしたところは痛いので気絶は起こらないのです。痛みは気を集めるからです。怪しいのは麻酔薬と強い痛み止めです。感覚を麻痺させる薬は容易に気の流れを止めてしまいます。そして、入院している間ずっと寝たきりだったことです。「足が治ったら歩こう」と思っているとずっと歩けません。足は、治ったら歩けるようになるのではなく、歩くから治ります。自然治癒力というものは、体を動して気が巡るから起こる働きです。

気絶している足に気を通すために愉気をしました。闇雲にやっても気は通らないけれど、こんなときでも反応してくれる急処というものがあります。急処にじっと愉気をしていくと、無反応の奥のほうからかすかな反応が現れ始めました。はじめは感じないほどの痛みですが、その痛みが大きくなってくるように痛みを引き出します。それは、感じない体でも痛いと感じるほどの強い刺激を加えることではなく、こちらが刺激をギリギリまで弱くしていくことで痛みが育ってくるのを待つのです。それが反応を引き出すということです。感覚が出てきたら次の場処につなげます。そうやってつながりをつけていくことが気を通すことになります。脳内神経のシナプスがつながって思考ができあがっていくイメージはよく知られていますがそんな感じです。目で見えない世界の話ですからそんなふうにしか言えません。

そうやって腰から足先までの気の流れを通していくと、最後に流れをせき止めていたようなところが残ったりします。そこには「硬結」といって、ものすごく小さくて硬い、異常が凝縮してできた塊がある場合があります。それを指で弾くのですが、なくそうと思って強い力で押さえると奥へ入って隠れてしまいます。だから指の力を抜きながら、逃げないようにそおっと弾きます。硬結がうまく処理できて消えると、つっかえのなくなった系統の気は一気に流れ出します。

いままで反応のなくなっていた足が呼吸を始めました。あとは体が自分で治す力が働き出すのを待つだけです。

こういった、気が通るとか通らないということは、まったく感覚的な話です。気の流れはレントゲンでもＭＲＩでも写りません。測定できないないものを認めないのが自然科学ですから、医師は気の話を聞いてはくれず、病院では気は存在しないものとして扱われます。最近、医療で流行りの「エビデンス重視」とは、「気のことは無視」というふうにも受け取れます。

しかし、あるはずだけれど測定できないものの代表的なものは心と感情です。心と感情を無視して体が良くなっていかないことを知らない医師はいないと思います。エビデンスを絶対視するより、われわれ人類は気とか心をまだうまく扱うことができていないのだと考えたほうが科学的だと思います。

心というものが刻一刻と形を変え続けていて捉えどころがないのと違って、気が通っているか、いないかは単純なことです。いままで気が通っていなかったところに通り出したなら、その体は良くなっていくということができます。それはあやふやなことではなく、はっきりしたことです。僕が「通った」と感じたとき、州子も同じように「通っている」と感じます。食い違うことはありません。気の稽古をしたり気の流れを普段から観ていれば誰でも同じようにわかります。

トラックに轢かれた女性に、「これで良くなりますよ」と言いました。そんなことを言われても、足はまだ動かないままだし、「どこも良くなってないのではないか」と思いながらその女性は帰っていきました。でも、本人の頭や意識がそれを知覚できなくても、気が通れば体は勝手に良くなっていくものです。

翌週、その女性は動かなかった右足でアクセルを踏んで自分で車を運転してやってきました。付き添いの人なしで、自分で歩いています。「これはいったいどういうことですか」と訊かれましたが、うまく説明はできません。それより自分の体なのだから本人のほうがなにが起きたのかはわかりそうなものです。起きたことはわかるけど、それをうまく説明できないのは、お互いに同じです。

勝手に起こる自働運動

トラックに轢かれたその女性は、もう歩けないと思っていた足で歩くことができたので、しばらくはとても嬉しそうに愉気を受けにきていたのですが、数ヶ月目に、とても神妙な顔をして現れました。そして、「私、変な病気にかかってしまいました」と言うのです。どうしたのかと訊けば、寝ている間に足が勝手に動き出すようになってしまったそうです。以来、時を選ばず、時には激しく、勝手に動き出してしまうので、いったいどうしてしまったのかと困っていました。

「せっかく、良くなってきたと思っていたのに」

でも、これは、僕たちが言うところの自働運動、野口整体では活元運動、古くは自動運動などとも呼ばれるものです。名称が定まっていないのは、まだ世間で認知されていないからです。ありもしないものに名前はつけられませんが、認識が共有できなくては呼び名は定着できません。でも、ニュートンが引力を発見する以前からリンゴは木から落ちていました。人々が引力の存在を知ったのは引力という言葉が広まってからです。自働運動は、気づかれていなくても身の回りで起きていることです。

僕たちは、普段からこの動きが出るようにと稽古し、訓練して意図的にその動きを誘導しているのですが、その女性はなにも知らずに勝手に出てきてしまいました。

意図せずに起きてしまったものは本物です。

その女性が困っていたのは、体が良くなることは予期した通りになっていくことだと思っていたからだと思います。治療というものがそうだからです。予想外のことが起きてしまった治療は失敗です。

でも、自然治癒力というものは、予期せず体が勝手にそうなってしまうことの範疇で起ることです。このことも世間の常識とは違っているように思います。

僕たちが、「薬で治療した体と自然治癒した体はぜんぜん違う」といつも言っているのは、その女性の勝手に動き出してしまった足のように、いままでよりも格段に気の通りが良くなったときの変化というものは、手で触ってみれば違いがはっきりとわかるものだからです。

「おおたか静流コンサート」を終えて

「子どもをクラシックのコンサートに連れていってあげたいと思うのですが、静かに聴いてくれるかどうか心配で…」という話をよく聞きます。わが子に、美しい音に心が震える経験をさせてあげたいという思いと、周りの方に迷惑をかけはしないかという心配と、といって無理やり静かに座らせたのでは意味がないというジレンマです。

これは、道場で整体操法の順番を待っているときにじっと座って待っていることができるかという点でも同じです。小さな子どもがなにもせずにじっとしてはいられないものです。そこで大人が絵本を読んであげたりしてしまうのですが、愉気を受けていくとじっと座って待つようになります。気が通ると大人の世界に耳をすますようになるのです。

僕たちには、こういう経験則があるので、いつも親子で操法を受けにきている人たちを集めて、「子どもと大人が一緒に楽しめるクラシックコンサートをやりたい」と思うようになりました。しかし、道場にオーケストラを呼ぶわけにもいきません。子どもも大人もそれぞれの立場で本気で夢中になれる音楽はなにかなと思っているときに巡り会ったのが、NHK「にほんごであそぼ」で歌を歌っているおおたか静流さんでした。縁あって生歌を聴いた州子が、その不思議な歌声に痺れてしまったからです。

コンサートのオープニングは静流さんの奏でるバードホイッスルで始まりました。それからチリリンとなる自転車のベルやカスタネットなど懐かしい音、不思議な音が続きました。みんながその音に浸りきるなかで静流さんの歌声が発せられたのですが、その第一声は特別な瞬間でした。「わけもわからず涙があふれた」と、あとから話してくれたお母さんがいましたが、それだけでなく窓の外のウグイスがその声に合わせて鳴き始めました。それは静流さんにも予想外の展開だったのですが、観客席の人たちも「これは音響の演出なのだろうか?」とはじめは思ったはずです。しかし、ウグイスは勝手に鳴いているのではなく、変幻自在な静流さんの歌声にぐいぐいと絡んできて、そのさえずりにははっきりとメッセージがあり対話があり意味がありました。

静流さんは「こんなに鳥のいる場所なんですね」と話してくれましたが、ここで毎日暮らしている僕たちでも、こんなのは聞いたことがありませんでした。

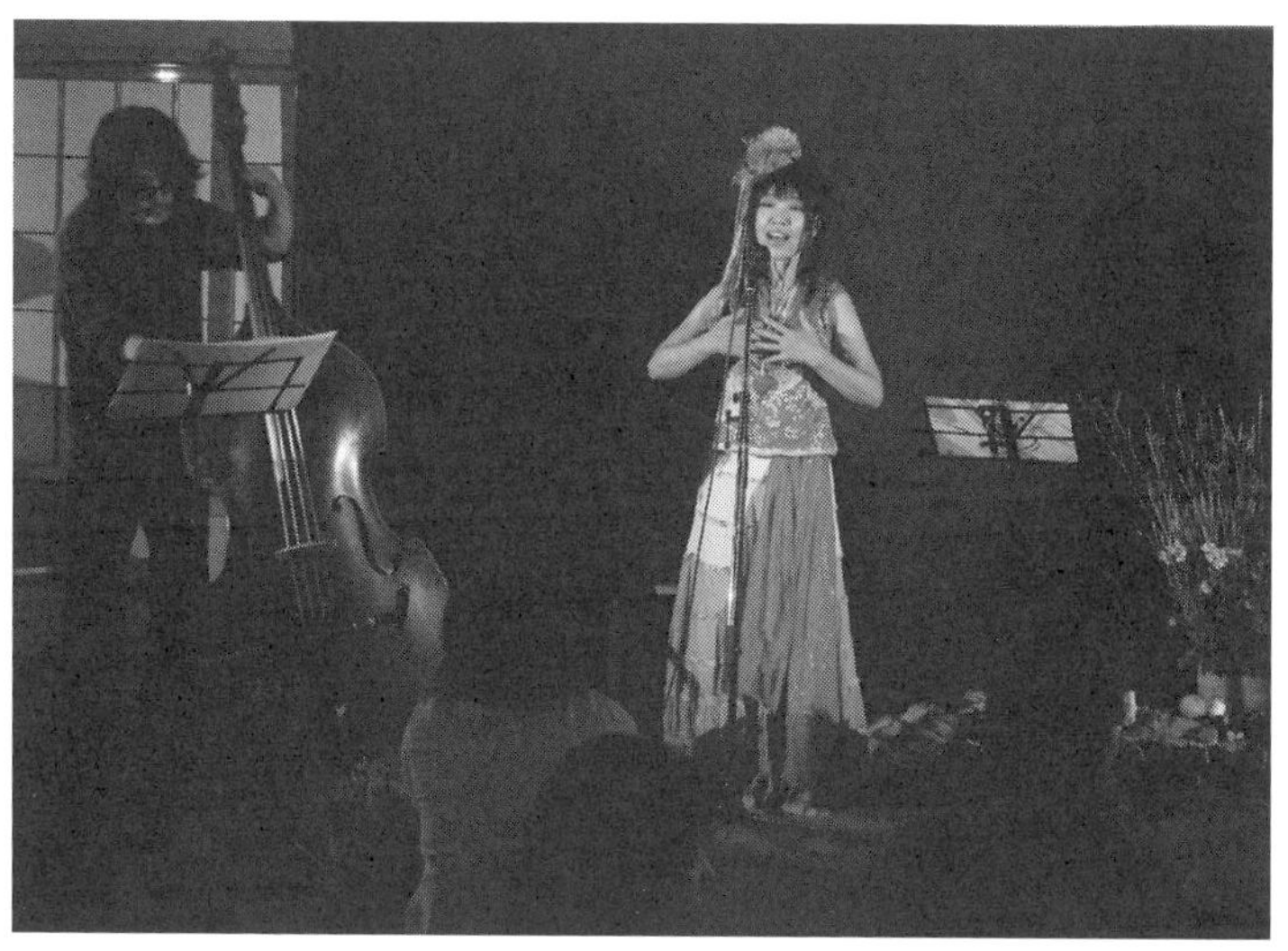

昔、蓄音機の時代にチェロが独奏で「ロンドンデリーエア」を奏でている後ろでナイチンゲールがさえずっているSPレコードがありました。多重録音などなかった時代の一発録音ですからそこから聴こえてくることが実際に起こっていたことなのですが、これが復刻CDではライナーノーツに「演奏しているところに鳥が飛んできて歌うなどあり得ないから、鳥が鳴いているところに行って録音したのだろう」と書かれているのを読んでがっかりしたことがあります。どう聴いても、そのナイチンゲールはチェロを聴いて歌っているようにしか聴こえないからです。鳥は人と歌うものだと思っている人と、鳥と人が歌うことはないと思っている人がいるようです。

音楽をやっている人のところへ鳥がやってきて歌うというのは不思議なことではありません。鳥は人と歌うものと思っている人のところでは、いつも当たり前に起きていることでしょう。でも、鳥を追いかけても歌は聞けません。それは、鳥は歌うと思っている人のところへは鳥は来るけれど、「そんなことはしない」と思っている人のところへは来ないということで、来ないと思っている人はずっと聴くことはできないということかもしれません。無理に歌わせようとして捕まえても、カゴの中の鳥は「ダシテクレ」としか言いません。

せん。誰でも歌は自発的にしか歌えません。

前から思っていることですが、病気になった人がベッドの上で治るのを寝て待つというのは、捕まえられて鳥かごの中に入れられた鳥がのびやかに歌いだすのを期待するのに似ています。「体が良くなっていくこと」と「歌いたいように歌いだすこと」とは似ています。

病気になれば「治りたい」と思うから治っていくのが自然なのに、治る気持ちを引き出さずに治療するから本物の病人になってしまうのです。そうやって治らない条件を作っておきながら薬浸けにするから、昔は当たり前だった自然治癒というものが最近は奇跡的な出来事に格上げされてしまいました。

いつも愉気を受けにきていた家族で、おばあちゃんが体調を崩して入院しました。少し回復したのだけれどおしっこが出せないために退院できませんでした。おしっこが出ないのは足が詰まっているからだと僕が言うと、娘さんたちは、おしっこが出せるようになればと思ってむくんだ足に愉気をしていました。

そうするうちに主治医の先生に「もう、おしっこを出さなくても済むように手術で管を通しましょう」と言われました。

「それをすると、ますます自力で出せなくなってしまうのではないですか?」と尋ねると、「何を言ってるんですか。もう治る可能性はないんですよ」と言われてしまいました。

彼女たちは、治らない前提で治療が進められていたことにびっくりしながらも「足に気が通ればおしっこは通る」という僕の言葉を信じて愉気を続けたそうです。

そして一週間後、おしっこが無事出るようになって退院するとき、主治医の先生からは「あり得ないケースで奇跡的」と言われたそうですが、先生が「治らないはず」と思いこんでいたのは、病院の治療というものが患者をいつもベッドで寝たきりにして足に気が通らない状態を作ってしまっているからではないでしょうか。

治らないと決めている人が主治医というのは悲しい状況ですが、その家族には、おばあちゃんが良くなっていくことを信じる力があったのだと思います。

四つ葉のクローバーを探すとき、あると思っている人は見つけられるけど、そんなものはないと疑っている人が見つけることは難しいことです。

おおたか静流さんとウグイスのデュエットが終わったとき、その場に居合わせた人たちは、この先ずっと鳥が人と歌を歌うことは当たり前だと思って生きていけると思いました。

ステージに上がって元気に「でんでらりゅうば」を踊った2歳の子のお母さんは、「この子は今日のことを忘れてしまうかもしれないけれど、そういうことがあったことは、この子の中にずっと残っていくのだと思います」と話してくれました。

そうやって無意識の中に入ったものが、その人を作っていくのだと思います。

よしえせんせいの風邪

体の変わり目に人は風邪をひきます。新しい自分になるとき、自ら風邪をひいて体を変えるのです。そういう意味では、恋愛も風邪の一種です。

体が鈍いと風邪をひけません。一口に風邪をひかないと言っても、整っていてひく必要がないのと鈍くて風邪をひけない体とでは弾力が全然違うのですが、世間はそのことを知りません。

鈍い体を整体操法していくのは、風邪をひけるようにすることです。そうやって、せっかくひけるようになった風邪を、薬で症状を抑えたり冷やして熱を下げると台なしです。

風邪には必ず目的があり、意味があります。

すぎのこ保育園のよしえ先生が退職の日を迎えました。大勢の子どもたちに気を配るのはとても神経を使うことなので、保育園の先生というのは特有の首や肩の硬直があるものですが、園長先生ともなるとそれにもうひとつ別の違った神経の使い方が加わっています。よしえ先生に悋気をするようになってからもう九年になりますが、その風邪のひきかたはいつも中途半端なものでした。体は疲れていて変わりたがっているのに、仕事の信念のようなものがあって「そちらにいってしまうわけにはいかない」と引き止めているようなのです。

「子どものことを少しは忘れてみたらどうでしょうか」と提案するのですが、道場で偶然居合わせた、もう高校生くらいの卒園生に「あなたは○○期生の○○組だったわね」と楽しそうに話している様子を見ると「体を整えるのは退職してからだな」と思ったものでした。

それが退職した途端に、今までとは違う感じの大きな風邪をひきました。今までなにをしてもゆるまなかった頭と首がさらに硬直してきて熱が何週間も続きました。

「新しい状況に体を合わせるための風邪ですから大丈夫ですよ」

操法のたびにそう話すのも飽きてくるほど熱は長く続きました。体力も生命力もないと熱は出せません。これほどの熱を出せる力があるのに、いままでどうして自分の体のために使わなかったんだろうと思いました。

風邪が終わってみると、やはり体の変化は劇的でした。背骨を観察していると、いままでの九年間では見たこともないような弾力がそこにはありました。子どものことを忘れられれば体は整うのにと僕は思っていたけれど、自分で割り切って子どもたちのために生きてきたというのも、これはこれで見事だなと思いました。

仕事をやりきって弾力を戻したその背中に触れていると、「お疲れ様でした」という言葉が出てきました。

Kちゃんのはなし

――州子

Kちゃんという3才になったばかりの男の子が来ました。お母さんたちが操法を受けている間の時間に私はKちゃんと遊ぶ時間を作ることにしました。子どもは小さな生き物や水や泥が好きだから、オタマジャクシを見せてあげようと裏の田んぼに連れていきました。ところが、靴が泥で汚れたとたんにKちゃんは怒ったように泣き出して、そのままいつまでも泣きやみませんでした。

「どうしてなんだろう。なんか変だな」と思いました。

それからお母さんからKちゃんは自閉的な傾向があり人と目線を合わせられないのだということを聞かされました。たしかに、いくら話しかけても目が合いません。

「これはおかしいね。本腰を入れて操法をしましょう」と話しました。

人との気の交流に拒絶が起きているのが自閉症ですから愉気をしていけばいいはずです。Kちゃんはまだ自閉傾向なだけで、この先どうなっていくか、まだ間に合うと思いました。

改めて操法を受けに来た日、Kちゃんは、まず家中を走ってひとつずつ部屋のドアを開け、中に何があるかを確認していました。お母さんが、「人の家だから勝手に入ってはダメよ」と止めますが制止の言葉はまったく耳に入りません。誠さんは「州子にまかせてお母さんはここに座っていてください」と言います。家の中を調べ終わると、今度はドアを開けたり閉めたり、同じことをずっと繰り返して遊んでいます。「Kちゃん」と呼びかけても返事はありません。体にそっと触れてみましたが、触られていないかのごとく無反応です。そのうち部屋にあった楽器に興味が移りました。触れば音が出てきます。音に夢中になっている間は触れても話しかけても気づかないで音に没頭しています。

自閉症の子どもには音楽や数学の天才が多いのは、人との気の交流をせずに対象の音や数字に際限なく没頭し続けることができるからです。そして、愉気をして人との気のつながりを取り戻すことは、天才を平凡な子どもに戻すことだとも言えます。ここで天才を求めてしまうと、そのままずっと戻れなくなってしまいます。

触れられている手が気持ちいいということや、自分に注意を向けられていることが気持ちいいことにいつか気づいてくれる。それまで声に出さずにKちゃんを呼び続ける。そういう愉気を始めることにしました。

いろいろ試すうちに、車の中で愉気をする方法を思いつきました。チャイルドシートの中で寝ているときに愉気をしようとお母さんにお願いをしました。これだと、お腹や頭や細かいところに愉気ができました。

そうして車の中での愉気が始まったのですが、エンジンを止めると外に出たがるのでお母さんはずっと走ってくれました。そして、回数を重ねていくうちにKちゃんは私が抱っこしている格好でドライブができるようになってきました。

「巾着田の馬を見に行きましょう」「Kちゃん、ほら、お馬さんがいるよ」と馬を指さしてもKちゃんから気は外さない。そのうち、車から降りて「また来週ね、バイバイ」という言葉に目で反応することができるようになりました。

毎週、お母さんは片道一時間かけてKちゃんを連れてきました。そして一週間ごとに、少しずつ目線が合いだしたこと、言葉をおうむ返ししてくるようになっていること、会話の元になる「自分の気持ちを伝えようとする行為」が現れてきたこと、人を待てるようになってきたこと、「キー」という声が少なくなってきたことなどを報告してくれました。

Kちゃんを抱っこできるようになってからは、体の気の通りを邪魔していた硬い部分や、きちんと働いていなかった内臓に愉気していくことができていきました。

そうして迎えた春にKちゃんは幼稚園に入園したのですが、同じ年代の子どもたちを友達と認識して交流ができるようにまでなっていました。


何ヶ月かすぎて久々にKちゃんはご両親とお姉ちゃんと一緒に操法を受けにやってきました。お母さんは車の愉気ではなく普通の操法を希望してきました。整体操法で何をしているのか、どうやって受けるのかはお姉ちゃんが受けるのを見て知っているはずです。でも、受けてくれるのか、操法になるのかはみんなが不安でした。しかし、その家族はみんながKちゃんに操法を受けさせる気になっていました。

「Kちゃん、どうぞ」と言うと、Kちゃんはタオルを手に持って私のほうに歩いてきました。「ここにうつぶせになってください」。Kちゃんはうつぶせになり、愉気をするこちらの手に全身で集中できるようになっていました。

「座ってください」。Kちゃんは静かに起き上がり、正座をして次の手を待っている。

ひとつひとつの何気ない動作のすべてに気の交流がありました。私たちや家族みんなが沈黙して見守る中でKちゃんの操法が終わりました。

たったいま起きたことを言葉にして実感したがっているお母さんを制して、「これができるのが当たり前ですから、あえて褒めないでください」とお願いしました。しかし、私のほうが「愉気をしてきてよかった」という思いがこみ上げてきます。Kちゃんを抱きしめたかったけれど、いま冷静に振る舞えば彼にはこれが当たり前になっていきます。

ひとつ褒めるべきは、この時期にKちゃんに自立した操法を受けさせることを思いついたご両親の判断でしょう。

昔、師匠の岡島先生が話してくださったことを思い出します。

「口蓋裂の子どもがいたんです。ちょうど二人の子どもがいたんだけどね、一人の子はすぐに愉気を始めた。そうしたら傷口の痕がなくなって、そういうことがあったことがわからないようになっている。もう一人の子はそのまま傷口が残ったまま大きくなった。そうするとね、愉気をした子と愉気をしてない子との人生が大きく変わることになる。母親が愉気を知っているのと知らないのとでは、子どもの人生が大きく変わっていく。たとえば脳性麻痺なんかでもまだ小さいうちから愉気すればなくなっていく」

野口整体に早い時期、必要な時期に出会えるか、これは縁としか言いようがないかもしれません。でも、出会えるか、出会ったあとでそれとどう向かい合うかは、その人の生きる姿勢そのものなのだと思います。

子どもへの愉気と体癖

「もっと早く整体に出会いたかった」という言葉をよく耳にします。

年がいくつであれ整体を始めるのに遅いということはないし、人生においてある程度の間違いや失敗や病気を経験しないと整体の言っている本当の意味がわからないという面もありますが、アトピーやアレルギーや、その他いろいろある子どもの問題で苦労しているお母さんに言われると、本当にそうだなと思います。

もっと早く、出産直後にその子に愉気ができたらと思うし、母体も出産前に調整できていたらと思います。妊娠中、胎児のうちにする愉気は誕生後の何年分にも当たるし、母体の調整は妊娠する前にするものです。

生理痛があるのは、まだ生殖器がきちんとしていないことですから結婚する前に整えておきたいことです。痛みをなくすためではなく、生殖器がきちんと働いていくように調整していくことは女性の体を整える上でとても重要だと整体では考えています。

女性らしい体と女性らしい心はひとつのものです。それから、自分にふさわしい結婚相手を間違わずに選ぶ感覚が養われることも大切ですし、思春期以前の、まだ幼児期に愉気を受けることはその後の人間関係や心の持ち方にも影響します。

つまり、どこまでさかのぼってもキリがないから、整体はいつ始めてもいいのです。

僕たち自身も整体に巡り会えたのは決して早かったとは言えません。けれども、子どもの成長を通してさまざまなことを学んでいくことができたと思っています。そして、整体独自の人間観察法である「体癖」を知ることで、その子の中にもともとある個性を押さえつけることなく伸ばしていけることを痛感しました。

僕たちには4人の子どもがいますが、三女の瑞穂と四女の香織は、お腹の中にいるときから師匠の岡島先生の愉気を受けることができました。誕生後は月に一度のペースで愉気を受けに通っていましたが、それは岡島先生が亡くなる前まで続きました。

なんでもないときに愉気を受けていたので、熱が出たからとか、病気を治してもらうために愉気を受けたことはありませんでした。もちろん風邪をひけば発熱するし、予防接種を一切しなかったのでさまざまな子どもの時期特有の病気にもかかりましたが、みんなあっけないほどスッと経過してしまいました。他にも、いっさいの薬、抗生物質、病院、注射などとも縁がありませんでした。それからシャンプーや電子レンジの存在も知らなかったので保育園や小学校で友達と話が合わないことがあったとは思いますが、そんな彼女たちもいまではスマホを持ち歩く普通の女学生です。

二女のまりなは整体の話がよく通じる子でした。研修生たちと一緒に整体の稽古をしていますが、岡島先生の操法を受け始めたのは小学生のころでした。

「この子は六種体癖だね。こんなふうになっていくよ」と、当時予言のように話された通りに成長していく様子が面白かったものです。ただ、あまり早い時期に整体の思想に夢中になって世間の常識や学校教育に疑問が出てしまうのは困ったものですが、それもこの子の体癖がさせていたことです。

長女の春香は気分屋で気性が荒く本能的で感情優先。整体で言うところの捻れ体癖というものを知らなかったら彼女を扱うことはほとんど不可能だったと思います。でも、捻れ体癖がなにを求めているかがわかると、こんなに扱いやすいタイプはありません。要求を否定すればとことん抵抗してきますが、ひたすら愛情を注いでいけばどこまでも深く応えてくれます。

春香は、州子が僕と再婚したときに怒って家を飛び出してしまったほどだから整体の話など聞きはしません。でも、岡島先生の操法は受けていました。春香が高校を辞めて家から飛び出してしまったとき、困惑して泣きつく州子を先生は「当然の行動である」と一蹴されました。それからもいろいろありましたが、いまは一児の母となって落ち着いてきました。相変わらず整体の話は聞いてくれませんが、どこかで見ていたのか子育ての様子はとても整体的です。これを本能で選んでやっているのだから信用していいのだろうと思います。

昔は僕も州子もがむしゃらに突き進んでいただけで、なにもわかってなかったから困難にぶちあたるばかりでした。結婚前後は本当にひどくて、「現実の人生は、小説にも映画にもできないほどひどい」と言ってはよく笑っていました。本当に困って、行き詰まって岡島先生に相談したことも何度かありましたが、もちろん解決策を与えてもらったことなどありません。講座では、人の困難に口を出す愚かしさをいつも説いていましたが、自力で困難を克服する稽古は常にありました。思えば、岡島先生に助けてもらったことなどなにもありません。それでいて重大な分岐点では必ず道を指し示していてくれたように思います。

愉気の「愉」という字には光源のない光という意味があるそうです。障子のようなものを通して射しこむ拡散する光のことです。影を作るような光ははっきりしているけれど、影のできない柔らかい光で包み込まれても相手はそれに気がつきません。相手はなにをされたかわからないというのが愉気の本質かもしれません。直接的な手助けはものごとの一面しか照らすことができません。

親が子どもになにをしているかなんて、子どもにはわからなくてもいいのだと思います。

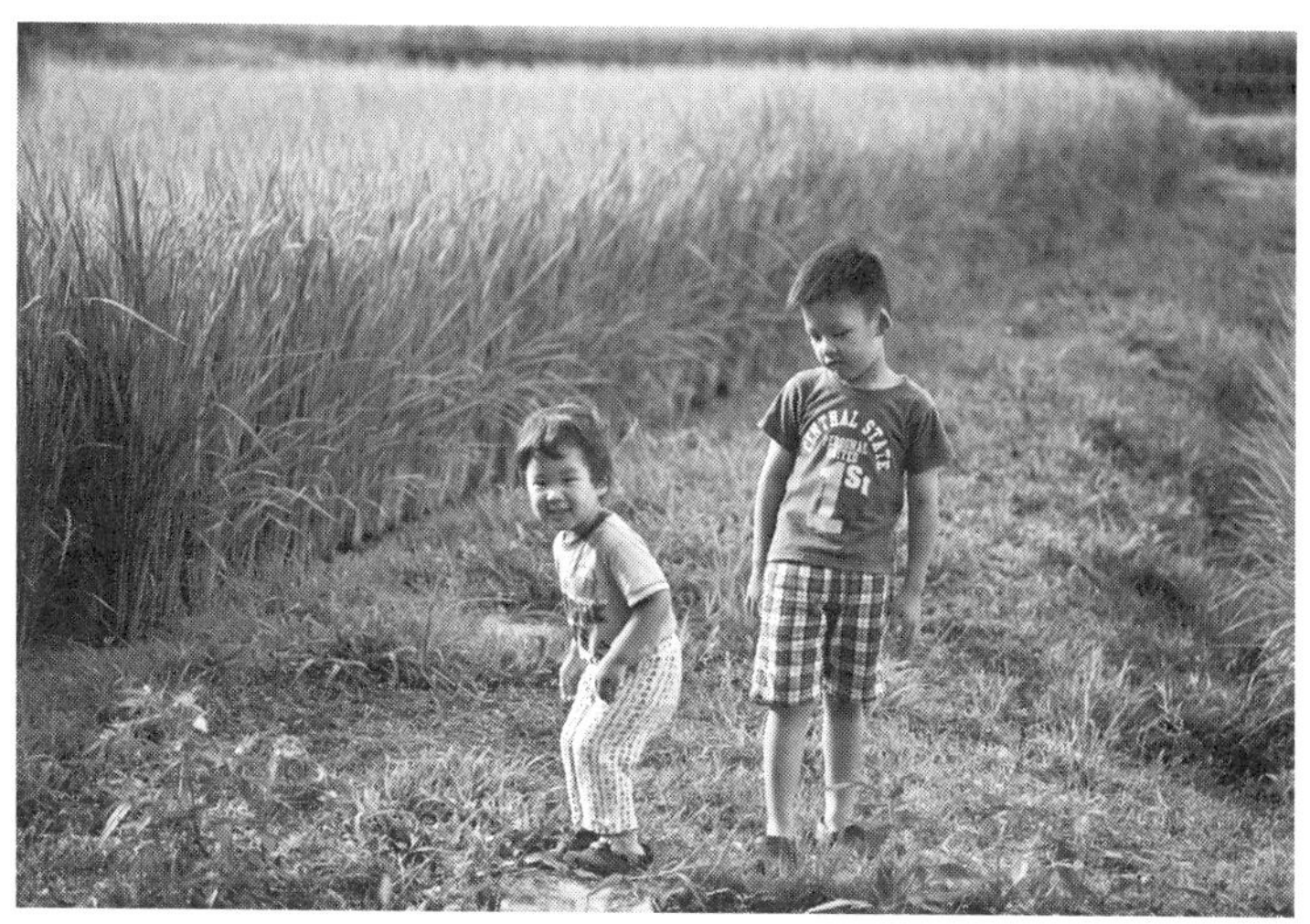
CENTRAL STATE

お母さんが子どもにする愉気

愛奈ちゃんは5才。こぼれそうな笑顔でいつも元気に愉気を受けにやってきます。彼女は愉気を「悪いところを治すこと」などとは思っていません。

どう思っているかはわかりませんが、なにかが足りないと感じたときに、「今日はどうしても受けたいの」と突然やってくることもあるし、約束した日にせっかく来たのに、「今日は先生にご挨拶したから、もういいの」ということもあります。

一見わがままと捉えられそうな振る舞いは整体っ子の特色です。自分のペースを知っているし、自分の要求を大切にしている。そして、そういう振る舞いをお母さんが認めて守っています。だから愉気をしても通りが早い。「挨拶したからもういい」と、こちらも思います。

愛奈ちゃんのお母さんは看護師ですが、愉気の稽古に来ています。

保育園に愛奈ちゃんを迎えに行くと、「お腹が痛い」とか「足が痛い」と訴えている子どもたちが目につくそうです。

そういう子どもたちに愉気をするようになっていて、気の通りのいい子と、なかなか気の通らない子がいることもわかるようになったそうです。それでも痛かったところが温かくなって通ったかなと思うと、「もう治った」って子どもたちは言うらしい。そんなふうにして子どもたちが愛奈ちゃんのお母さんのところに集まるようになりました。

元気な子どもたちに愉気をするのは無上の喜びです。

ママ、ぼくをみて

Sくんは3才。集中力の強い子で、道場に愉気を受けにくるとずっと当てられた手に集中している。家でもお母さんに「愉気をして」とせがむらしい。でも、そのたびに、「州子先生の手はそんなじゃない。もっと州子先生みたいな愉気をして」と言ってくるので、お母さんは困ってしまうそうです。

「だってお母さんは整体の稽古なんてしたことないし、そんなの無理よ」と答えるのだと思いますが、子どもが「お母さんはヘタだな」と言っているのだと解釈してしまったら間違いです。

子どもたちは、みんなそうですが、「お母さん、ほかのことはほっておいて、ぼくのことをもっとしっかり見て」と言っているのです。

整体道場では子どもたちに愉気をしていますが、それはお母さんの代わりをしているのではありません。子どもたちに本来の要求が出てくるようにしているだけです。

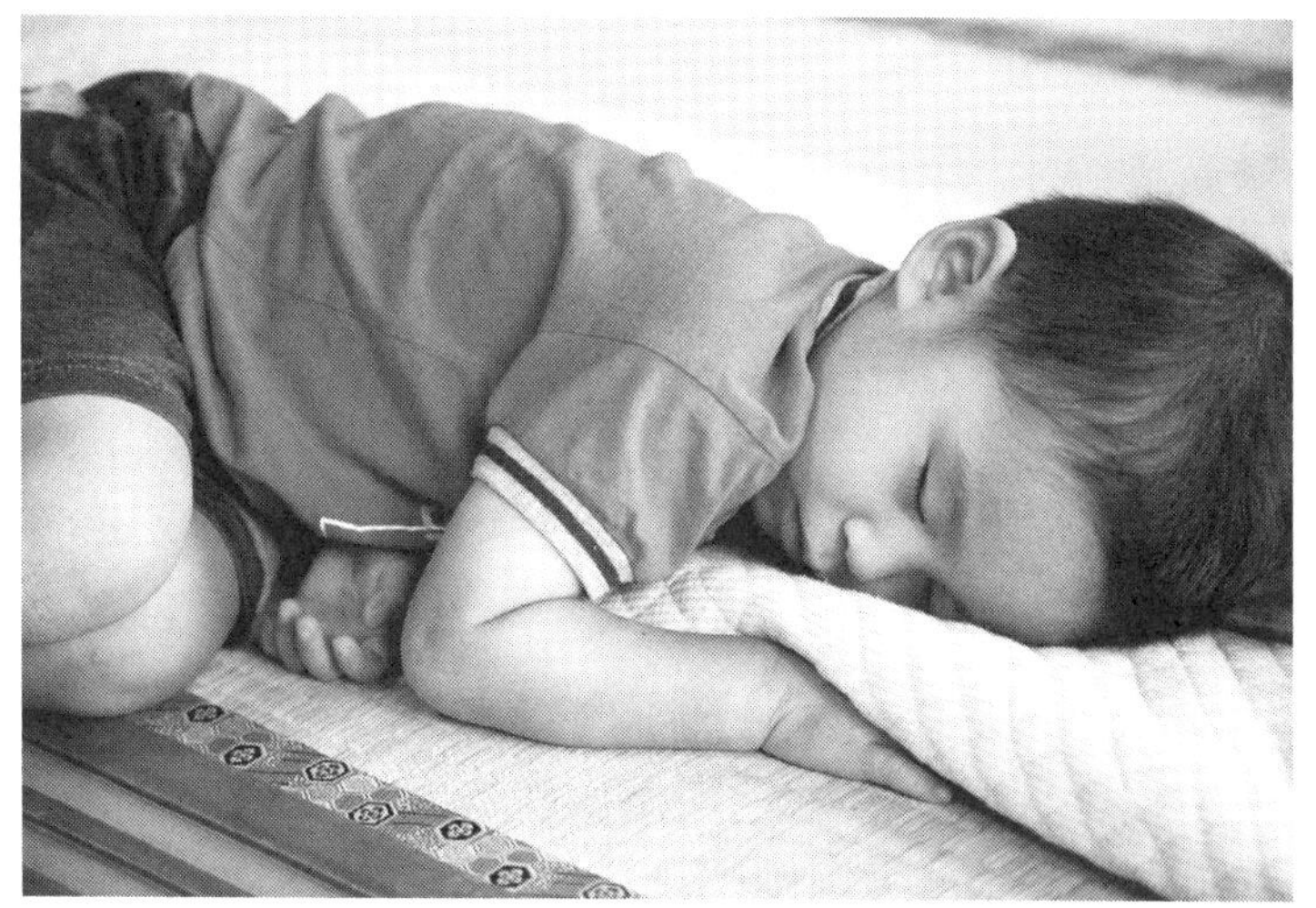

家族を看取る

すぎのこ保育園のいくこ先生が、ご自宅で高齢のお義母さんの面倒を見ていることは聞いていました。いくこ先生が道場に愉気の稽古に来るようになったころ、お義母さんは九十いくつと言っていましたが、薬に頼ったり病院に預けることなく家族で老いを迎える方法を探っていたようです。

「こういうときはどう愉気をしたらいいのでしょうか」という質問の中にも家族の老いとていねいに付き合っている様子が感じられたものでした。

そのおばあちゃんが先日亡くなりました。百二歳でした。

人は死の四日前になるとみぞおちの少し上の禁点と呼ばれる処（ところ）に硬結が現れるといいます。これが現れると、もう戻ることはできません。余計な延命措置は死の瞬間を乱してしまうだけです。

おばあちゃんがいよいよ動けなくなったと聞いてご自宅まで愉気をしに行ったのは死の十日前でした。まだ体力があり、愉気していくと冷たかった手足が温かくなってきました。次に行ったのは死の四日前でした。そのときは、「これが禁点の硬結だ」というような確信はなかったのですが気になったので翌日も伺ってみると、手足はまだ温度があったけれど体はもう亡くなった人のようでした。穏やかに息をしているけれど、こちらが当てた手に反応することはもうありませんでした。愉気をすることさえ、もう余計なものに思えました。

人が老いて死を迎えるとき、一番大切なことは、死んでいく人と残される家族との間の心の整理です。病院で延命措置などしながらあわただしい空気の中で死んでいくとこれができません。

「できる限りの手は尽くしたのですが」と医師は言ってくれますが、最期の瞬間に大切なことはそれではありません。家族を失うときに大切なことをやり残していると、残された者は四十九日をかけて心の整理をしなくてはなりません。

そのおばあちゃんは、いままでずっと家族から愉気を受けてきて、納得して、もう気がすんでいるような感じでした。

死の三日前、その家では穏やかな空気が流れていて、いつもの生活の中で死を迎える準備がありました。こうでなければ死と向き合うことはできないだろうと思いました。

そして死の前日には数十人いる孫やひ孫たちがみんな自然に集まって最期のときを静かに過ごしていました。見事な死に方でした。


ろうそくの炎が燃え尽きるときに光が一瞬増すように、死の瞬間は魂にとっての大切なときです。その瞬間を守るための生き方というものが、愉気をしていると見えてくるのだと思います。

普段から生活の中にていねいな愉気があると、家族の最期の瞬間まで愉気だけでやっていけるものです。

宮島先生のこと

僕が自分の足の古傷に出てきた痛みで苦しんだことは前にも書きました。人に体の指導をしていながら自分が痛みで仕事を休むのはこの上なく恥ずかしいことで、できれば人に知られたくないと思っていたのですが、仕事を休んでしまっているために知れ渡ってしまい、心配してくれた人たちから多くの助言、アドバイスをいただくことになりました。

ある音楽家からは、「あなたは体の専門家なのだから自分でなんとかできるはずだ」と言われました。この言葉はとても心強く思えましたが、鈍くなって固まっている自分の古い骨折のあとを動かそうといままで自分でやってきた結果、体のあちこちに起きている行き詰まりです。ですから、自分を信じるけれどもいままでと同じことをするのではなく、自分でなんとかするというのは、自分の古い思い込みを壊して新しい視点を見つけられるまで自分を変えていくことだと思いました。

次に、知り合いの外科医が「この病院に行くといいよ」と紹介してくれました。僕は入院している人に悋気をしにいくことはあるけれど、自分が病院で治療を受けようとは思っていませんでした。昔に懲りたことがあったからなのですが、それは僕が整体を始める前の、まだ体のことをぜんぜんわかっていないころの話です。いまならどう感じるのだろうか、そして、自分たちがわからないことを西洋医学の先生はどう診断してくれるのか知りたいと思いました。

僕はてっきり、そこに行けば体の観方についての卓越した示唆を与えてくれるような名医に出会えるのだと思って出かけてみたのですが、行ってみるとそこは呆れるほど巨大な総合病院でした。受付では、「患者さんが多いので担当医が誰になるかは順番が来てみないとわかりません」と言われました。名医に巡り会える確率が一気に下がった気がしました。受付でもらった地図を頼りに整形外科にたどり着くと、僕を診てくれた医師は、とくに経験が浅いとも思えなかったのですが、人の触り方をよく知らないようでした。

その医師は、僕の足の痛いところをこねくり回すように触るので、僕は自分が育児講座で若いお母さんたちに「そういう手で人の体に触ってはいけませんよ」と話すときのことを思い出してしまいました。でも、「いまそれを言うべきではないだろう」と考えていると、医師は僕に地図を手渡して、「この順番で検査を受けてきてください」と言いました。血液検査、尿検査、レントゲン、ＭＲＩのそれぞれの検査室を巡りながら、そこに置かれた検査機器を見て僕は、この病院を紹介してくれたあの外科医が僕に勧めていたのは名医ではなくて、ずらりとそろったこの病院の最新の検査設備のことだったということがわかりました。

廊下には何色もの線が引かれていて、指示された色の線をたどっていくと検査室の間を迷わず行き来できるようになっていましたが、僕はその線の上を歩きながら自分が何か工場のベルトコンベヤーの上を運ばれている大量生産品にでもなってしまったような気がしてきました。もちろんそれは人間扱いされていないと感じたということです。

検査を終えて再び診察室に入るとさっきの医師がモニター画面の検査結果を見始めました。半日以上機械を相手に検査されて、やっと人がこちらに関心を向けてくれるのかと期待していましたが、その医師が僕の体に関心を向けてくれることはもうありませんでした。モニターばかり見ながら「わかりませんね」と繰り返す姿に腹が立って、「僕も、あなたにはわからないと思います」と言って帰ってきました。ここへ来る前よりも激しく足が痛みました。腹がたつと痛みは増すということもよくわかりました。

「こんなところにはもう関わりたくない」と思いました。


人が人に関心を持たずにものごとが進行している様子を、ここでは誰も疑問に思わないのでしょうか。それでは自分の中の治る力を奪われてしまいます。病人とは、疑問を持たずに病院に行く人のことではないでしょうか。

そしてそれ以上に、高度に合理化された病院のシステムは、医師が患者に向ける関心を奪ってしまっているように思います。検査機械の出す答えを見て薬を出す作業の繰り返しで自分の中の「人を診る力」を奪われているのは他ならぬ医師たちだと思いました。


最後に紹介されたのは僧侶でした。

病院でサジを投げられて最後に神頼みというのはよくあるケースですが、世界的にも宗教者に体の悩みを聞いてもらうことは的外れではありません。この国でも西洋医学が入ってくる前までは日常的に当たり前のことでした。

「この方に会われてみてはどうでしょう」と、僕の行き詰まりを心配して友人の尼僧が紹介してくれたのは高野山の宮島基行師でした。病院での一件があった後なので、「誰か真剣に人間と向き合っている人に会いたい」と思う気持ちがこちらにはあって、すぐに連絡をとってみると、こちらの状況はすでに伝わっているらしく、「東京に出かける用事があるので寄りましょう」と言ってくれました。僕は不遜にも、なにか自分の心の持ち方について参考になるような話が聞けるとは思うけれど痛みが治まるとは思っていなくて、「体が自由に動かないのだから、仏教の作法などを教えてもらっても困るな」と考えていました。そこで言い訳のように、ここ数日は前にも増して痛みがひどいので、わざわざ来ていただいてもきちんと対応できないかもしれないと思っていることを告げると、師は本当に体の痛みを治めるつもりらしく、「それならなおさら行かなくては」と言って数日後に現れました。

師はまず、地元の神社にきちんとお参りしているか、人間関係などでやり残していることはないかなどからお話を始められました。般若心経の読み方や観音様の水の替え方など毎日の作法も教わりました。そして僕が恐れていた「五体投地」という、仏教者なら数千回数万回と行う、体を投げ出すように横たえることと立ち上がることを交互に繰り返す祈りの作法を教わりました。それはやってみると、仏様に祈るときの正しい心の持ち方を体の隅々まで行き渡らせる方法だということがわかりました。心は普通、体の状態やコンディションの現れたものですが、心を先に決めてから体を創る作業でした。心が決まると、さっきまで寝返りも打てないと思っていたのに、百回をあっという間にできてしまったことがなんとも不思議でした。

そしてさまざまなことを教えていただく濃密な時間を過ごしている最中、師は突然話を中断して部屋のCDラックのほうに歩を進めました。そして、「僕もクラシック音楽が好きで、とくにリヒテルのピアノが好きでよく聴いています」と今度は音楽の話を始めました。棚に並んだCDの背を眺めながら楽しそうに話す後ろ姿をなんだか眩しく感じながら眺めているとき、自分の足の痛みがなくなっていることに気がつきました。痛がっていることが馬鹿らしくなっているような自分を発見して、やはりそういうことかと思いました。

師がこれまで誘導してくれたさまざまな教示は気を集めること、つまり痛みをかき集める作業でした。突然の中断は気づきの誘導です。そして音楽の話をしながらそれを捨ててしまいました。これを意図してやっていたのならすごい技術です。こういうことが当たり前にできるようになるまでには、いったいどんな修行をしてきたのでしょう。

他人の苦痛はモニター画面の中をいくら探しても見つからないのだと思います。目前の人が訴えている苦痛や痛みを言葉で聞いたり頭で分析することはできますが、わがことのように感じて一緒に苦しんだり涙を流すことのできる人はあまりいません。知識を増やして合理化するほど他人を外から操作するようになってしまいます。相手の中心をとらえてその心に自分を同一化していくことは容易なことではありません。僕が大病院で経験した、検査機器にかければすべてわかると思っているような人の観方とはまったく別の世界があることを思い知ることとなりました。

今回の僕のような経験をすると、「般若心経には人智を超えたすごい力がある」と言って出家してしまう人もいると思います。神秘的であることが好きな人ならそれでもいいのですが、僕は、「これは技術であり、師は技術を伝えに来てくれたのだ」と思いました。「般若心経を読めば救われる」と思うなら神秘的ですが、そこに書かれているのは心の持ち方と人間理解の方法です。

僕の頭の中に「人をこのように導けばいいのだ」というイメージが生まれたときに自分の痛みがなくなりました。それは僕の仕事が人を観ることだったからですが、「相手の頭の中に明るい空想を抱かせればその体は整う」ということは紛れもなく万人に通用するセオリーです。

僕は巨大な病院の中で自分の人間性が小さくなってしまうのを感じました。それは医療の現場だけに限らず、現代のＩＴ社会全体が目指している便利さの裏に潜むものと同じです。ＡＩに期待したときから人間は小さくなってしまいます。

僕が宮島先生に教わったのは等身大の技術です。それは、人を人として扱うことで人を人にすることです。整体がどちらに属するものなのかは明らかです。

それがわかれば、自分がこれから何を稽古していけばいいのかは自然とわかります。

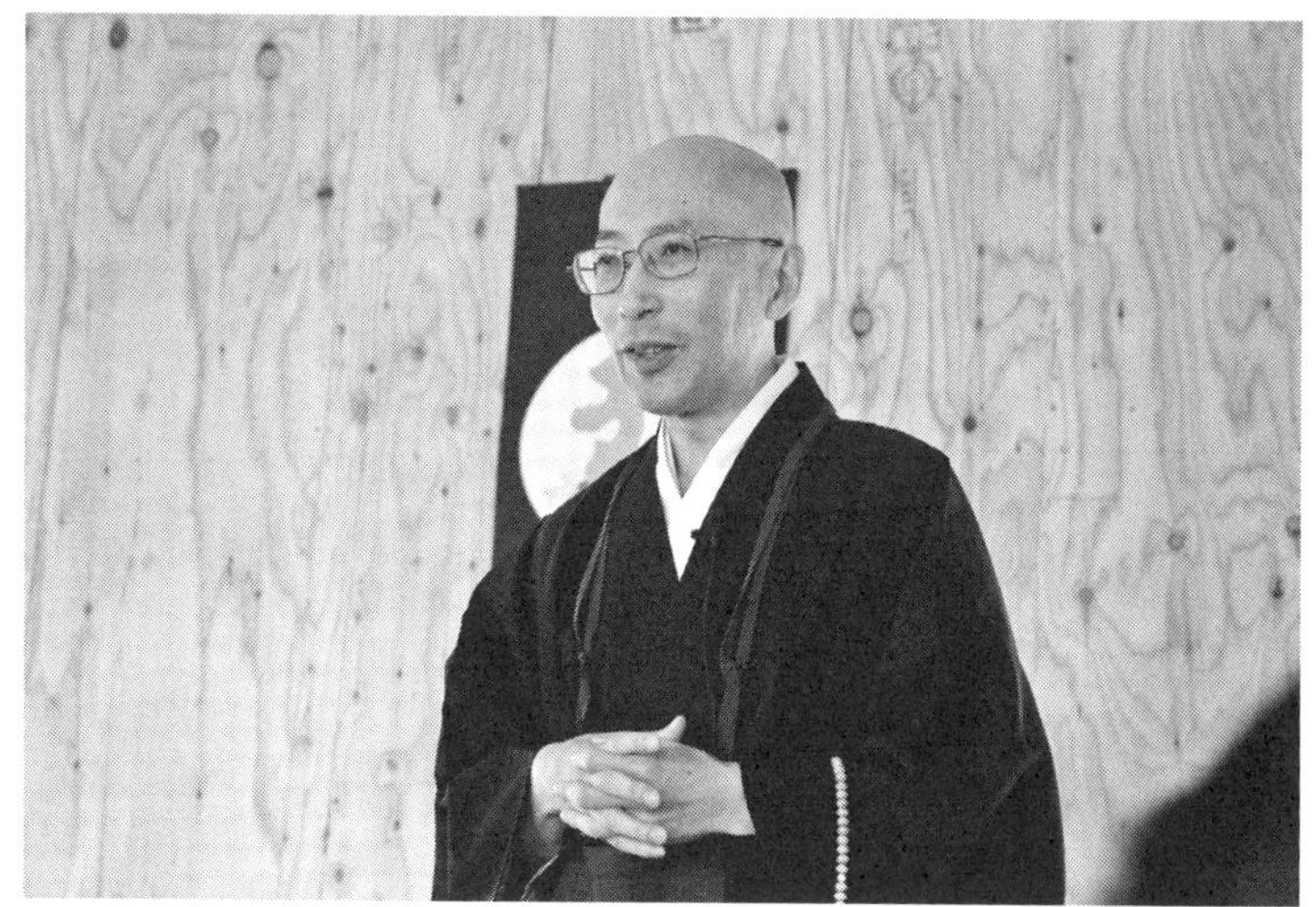

宮島基行阿闍梨

愉気ノススメ

整体が何をしているのか知らない人は、「耳が痛い」と言って整体を受けにきている人たちがいると聞いたら驚くのかもしれません。でも、とつぜん耳が聞こえなくなったのに、病院で検査しても何の異常もないと言われて整体に回ってくる人がたくさんいます。

そういう人たちの体は例外なく首が硬くなっています。これでは耳が聞こえなくて当然です。人は、音を耳だけで聞いているのではありません。そもそも耳なんて、解剖学的にもどこからどこまでが耳なのかよくわかりません。

顎関節、肩甲骨、股関節などの大きな関節の調和がとれてこそ体に音が響きます。体内の水が振動するのも音を感じる要素ですが、体がこわばっていたのでは水は気持ち良く振動することができません。大きな関節の可動性が悪いままだったり、首が固まった状態を改善せずに、いくら耳だけをいじっても聞こえるようにはなりません。

だから、「耳が聞こえない」と言っても耳だけの異常ではないし、メニエールなどのひ

ど い眩暈(めまい)も脳の異常ではありません。どちらも似たような首の異常であり体全体の硬直が招いたことです。

中耳炎という現象も、たしかに炎症を起こしているのは耳の中ですが、僕たちは中耳炎といえば足首や股関節などから調整していきます。耳の問題は体全体の動きの調和の結果だからです。

こういうものの観方はなかなか理解してもらえません。問題があったなら、その部分だけを拡大して調べるのが科学的手法だからです。一歩引いて全体を観るなんてことは普通はしません。

しかし体は全体でひとつです。どこかに異常を感じたときは必ず別の場所でも連動してなにかが起きています。たとえば、腕の筋肉が硬直してしまうことで神経にさわって胃痛や歯痛が起きるのはよくあるケースです。

先日、地元地域の運動会がありました。昔の体育会系の気質が抜けない州子は、綱引き競技にかなり本気で参加しました。

結果は惜敗でしたが、少し張り切りすぎたらしく、その夜から不調を訴え、翌日には胃が痛いと言い出しました。本人は、「昨日のてんぷらがいけなかったのかな」などと言い訳をしてごまかそうとしていたので、いまだに乱暴な体の使い方をしてしまうのを少しは恥じていたようですが、その体に触れれば胃痛の原因が綱引きであることは一目瞭然です。

いきなり無茶な腕の使い方をしたものだから、首と肩の硬直がひどく、肘もコキコキしています。そして腕の調整をしていくと胃の痛みはあっけなく消えてしまいました。

胃をいくら押さえても痛みはなくなりません。腕も、闇雲に押さえてもなかなかゆるまないのですが、起きていることをわかった上でそのつながりを触っていくと、ゆるめるために強い力は必要ではなく、ただ調律点に触れているだけでゆるんでいってしまうものです。

ある学校の先生が「歯が痛い」と言ってやってきました。生徒たちの評価表を自宅で数日にわたって書き続けていたら歯が痛み出してきたので、「これは整体だ」と思ったそうですが、頭と目が休まるようにしてから腕と首の神経をゆるめると歯の痛みは消えました。体の構造や理屈を知らなくてもこういう勘が働く人もいます。いい感性をしているなと思いました。

体の勘が悪いと対症療法の呪縛から逃れることができません。自分の体全体を客観的に観ることができないうちは痛むところだけしか感じることはできません。

病院に行って「胃が痛い」と訴えれば胃の精密検査をしてもらえます。体を部分に分けて拡大検査するのは科学的医療のもっとも得意とするところです。そして最新のハイテク検査機器はたちまち問題点を探し出してあっという間に胃は切り取られてしまうかもしれません。綱引きをして胃を切られたのでは笑い話ですが、世間には実際にこうしてすでに切られてしまった人たちが多く存在しているので、ぜんぜん笑うことができません。

効果の強い治療を受けるほど身も心も本来の自分から遠ざかってしまうように思います。全体を観ずに体の一部だけに強い力を加えても調和は保てません。

こうした疑問を多くの人が感じているように思うのですが、それでもまだ、問題を解決するには体を部分に分けて拡大して調べるという科学的発想法を払拭することができません。これは現代人がそろってはまってしまって抜け出せないでいる落とし穴なのだと思います。

体は全体でひとつです。体の一部分を取り出して拡大観察してみても全体で起きていることが観えなくなってしまうだけです。そうやって分けてしまったものを寄せ集めても元の生命にはなりません。同じように、部分を調べた論文をいくら集めても生命全体のことがわかるようにはならないと思います。

そろそろ、こういった科学的手法は科学者や専門家たちに任せて、一般市民である私たちは自分たちの体をひとつの生命として観ることを思い出してはどうでしょう。

そう思うので、うちでは愉気の稽古会をして私たちがなにをしているのかをお伝えしています。

頭痛、生理痛、下痢、打撲、風邪の手当てなどといった、生きていれば当たり前に起こることを家庭の中で当たり前に経過させていくことができるようになっていけば、人の体に対する観方と理解がより人間的なものになっていくのだと思っています。

人の体を人間的に理解するということは、医療の知識を集めることではありません。インターネットで調べてもなにもわかるようにはなりませんが、人のことは人に接すればわかるようになるし、自分の手で触れてみればもっとわかります。

お釈迦様が弟子たちにさせた修行は、座禅、托鉢、辻説法の三つです。

座禅は、自分で感じることを大切にしなさいと言っています。体のことを知ろうと思って本を開いても理解は断片的な知識に偏りますが、瞑想に求めれば全体性を見失うことはありません。そして托鉢は、人からなにかをされること、辻説法は自分から人になにかをすること、この二つが同等に必要だと言っているのだと思います。

人に悋気をするということの中には、この三つがそろっているように思います。

人に悋気をすることの素晴らしさを知ったなら、人に悋気をしてください。

人の体が全体でひとつであることが知識ではなく実感として自分の体の中に染み渡ってきます。それは、自分自身の調和を求めるためにも、なによりの方法です。

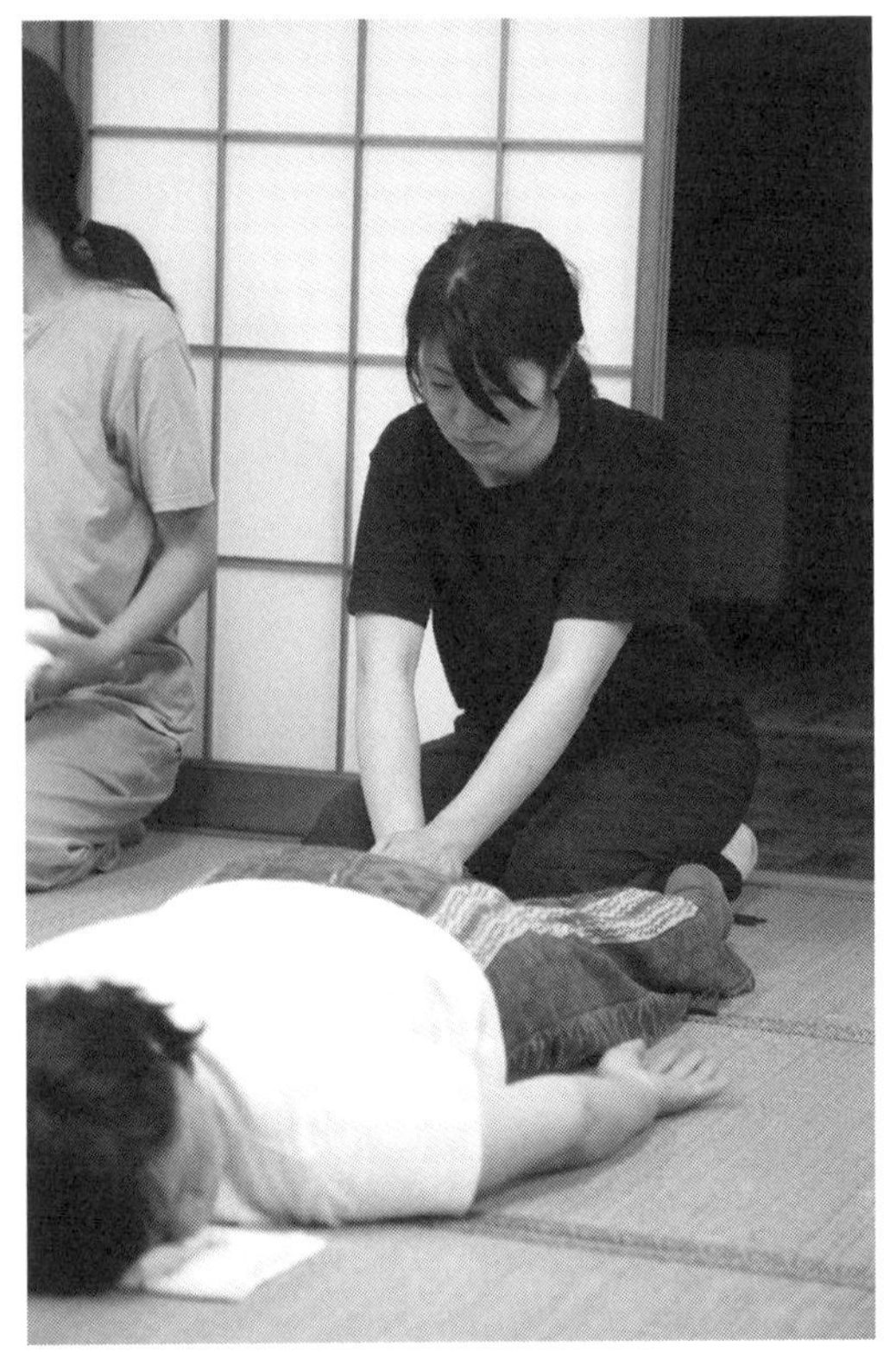

天心

なにも知らない子どもがはじめて太鼓に触れました。

「勝手に叩いたら叱られないかな」などと考えながら恐る恐る叩いてもいい音はしませんが、その子どもはとても自然に振る舞って、気がついたら勝手に手が叩いてしまっていたので太鼓からはとてもいい音が出てきました。体中に響いたその音が気持ちよくて、嬉しくなってまた叩きました。どんどんいい音が出てくるので、夢中になっていつまでも叩き続けました。なんだかとっても楽しくて、その子どもは太鼓を叩くことが大好きになりました。


なんの目的もなくただ楽しくて叩いているその子どもの心こそが天心です。

天心でおこなう行為は美しいし、そのときの体の動きはとても自然です。そうやって出てくる音は人の心に響きます。

その音を聴いた誰かが「上手ねえ」「いい音だわ」と褒めました。褒められると嬉しい。人が喜んでくれるのも嬉しくて、もっと上手に叩きたいと思いました。そこには褒められたいという気持ちが芽生えていました。無邪気な天心が作為に変わるときです。なにかをしてやろうという気持ちは自然な振る舞いを阻むものです。

子どもは青年になりました。ずっと練習を続けているのでとても上手です。彼が太鼓の名手であることは、いまではみんなが知っています。でも、彼は満足しません。誰にも知られず一人でただひたすら叩いていたときの楽しさがなくなってしまっていることを彼は知っていました。そして、もう一度、あのときのような音を出したいと思っていました。でも、どうすればいいのかわからず、いつも「まだまだ練習が足りないのだろう」と思ってしまいます。

「腕の力が足りないのだろうか」と筋肉を鍛える時期があったり、「余計な力が入っているのだろうか」と思ってストレッチをしたりと試行錯誤が始まりました。手の使い方を工夫をするだけでも音は変わっていきました。練習すればするほど技術は上達し音もよくなっていきました。

でも、いろいろな知識が増えると疑問も増えて、音はよくなっていくのに心はますます曇っていくのを感じました。どうやら、技術的な上達の先に天心があるのではないようです。彼は、大人になって技術的にもうやり残したことを見つけられなくなっても、まだ自分の音に満足できませんでした。そして、体力的にピークを過ぎたころに、自分に足りないのは楽しむ気持ちだと思うようになりました。

「あのときのような音を出すには、子どものときの気持ちに帰ればいいんだ」

自分の心の濁りに問題を見つけてしまっても、それを変えることは大変です。人の心は子どものときから本来もともと天心なのですが、それは無意識でそうなっているのが本来で、それを意識的に改善しようとすれば苦悩が始まるだけです。しかし、意識的にやるなら解決の糸口は心ではなく体に求めるべきです。心と体は一つのもので、心の濁りは体の硬直とともにあります。意思で心を変えることはできませんが、体がゆるむと心は身軽になります。

そして呼吸は意識と無意識をつないでいます。意識的な呼吸への働きかけは無意識の領域まで届きます。呼吸が変わると無意識のあり方が変わるのです。

天心を求めるなら、子どものような呼吸をすることです。

こうして、またさらに何十年かかかるかもしれませんが、無垢な天心を取り戻す修行を続けてたどり着いた彼の体が出す太鼓の音は、子どものときの最初の音よりも深みを増しているはずだと信じたいものです。

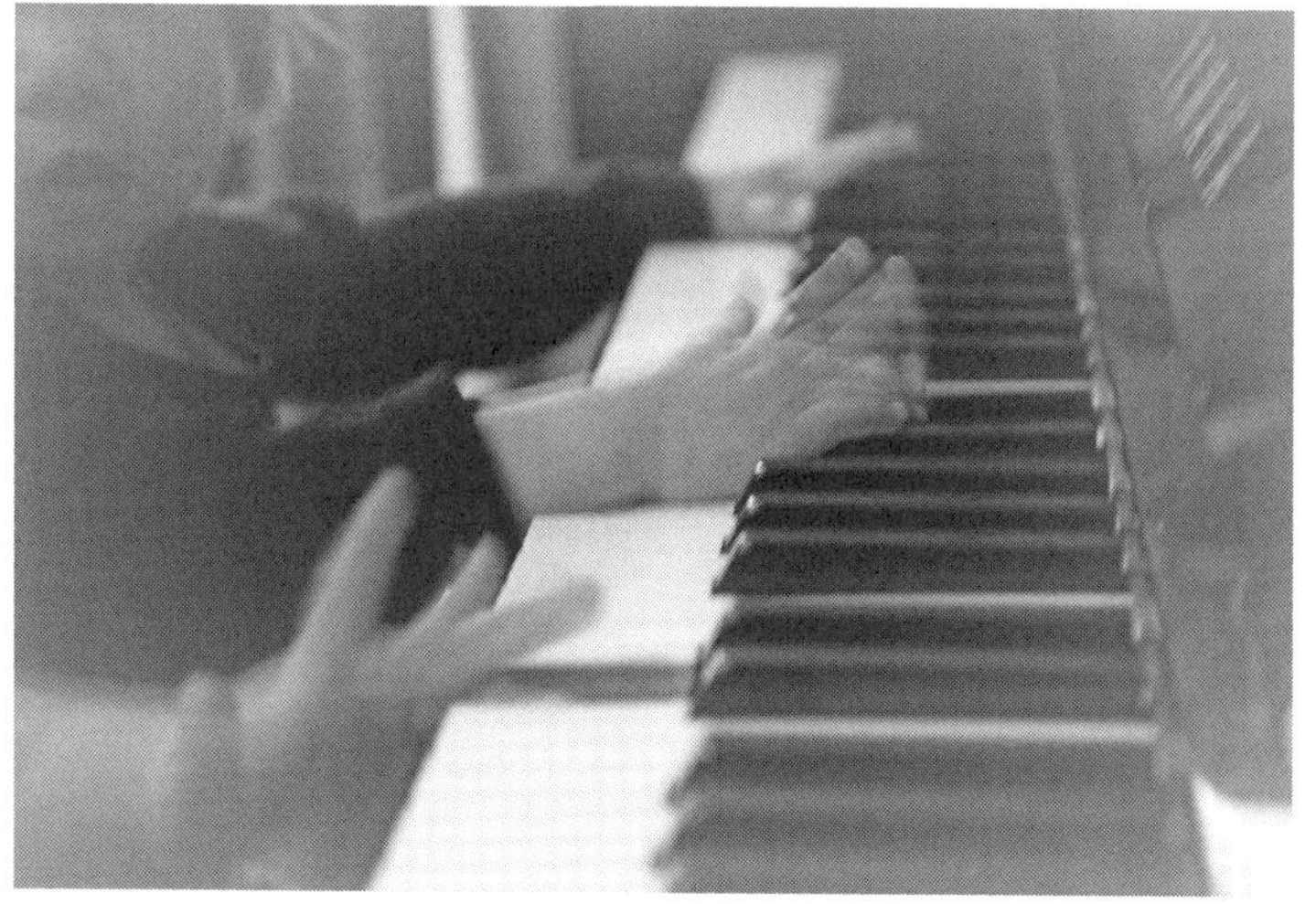

風邪

風邪は病気ではありません。薬を飲んでも風邪には効かないことはＷＨＯも認めているし、市販の風邪薬のパッケージにも「風邪を治すものではなく症状を緩和させるものです」と書いてあります。世界的にも、風邪は薬で治すものではなく経過させるべきものだと認識されているようですが、日本人の風邪薬の使い方を見ていると大半の人はこのことを知らないのではないかと思ってしまいます。

しかし、薬を飲んでしまったという人に訊いてみても、ほぼ全員が「風邪薬を飲まないほうがいいことはわかっている」と答えます。「それならなぜ？」と訊くと「今日の会議は特別に大事なものだったから」「仕事を休むとみんなに迷惑かけるから」「学校の勉強が遅れてしまうから」といった体以外の理由がほとんどで、これらは頭が忙しいからしてしまう選択です。わかっているのにしてしまうというのだったら、自分の人生で何が重要なのかを一度見直してみたらどうかと思ってしまいます。

でも、彼らは口をそろえて「わかっている」と言っていますが、本当は知らないのだと思います。「薬は化学物質だから体に良くないことは知っている」と言いますが、人間の毒素を排泄する能力はとても高くて（こんなに薬浸けになってもまだみんな生きているのだから）、風邪薬くらいは微々たるものです。

僕が、「この人は知らないんだな」と思っていることはそうではなくて、風邪をひいたときに薬で症状を緩和しようとか氷で冷やして熱を下げようとかしないで、風邪が自分の体のなかでやりたがっていることをなんの邪魔もせず、心行くまで好きなだけ暴れさせてあげて本来の経過をきちんと全うさせたときに、体は生まれ変わったかのようにリフレッシュして前より調子が良くなるということを、経験がないので知らない人が多いのではないだろうかということです。

疲れがたまって休んでもバランスを戻せなくなると、体は自ら風邪をひくことで修復を図ります。風邪は体を整えるための、もともと備わっている働きです。それは疲れを取るだけでなく、大きな風邪には体の弱いところを修正して体質を改善していく働きもあります。だから、「風邪を治療する」という発想自体が的外れです。

風邪の経過において大切なのは、経過を全うすることができて、風邪が終わった後の体が前より良くなったのか、それとも、風邪を途中で止めたり、こじれたり、経過に失敗して、風邪が終わった後で調子の悪い状態になったのかのどちらだろうかということだけです。

僕たちの関心は、弾力がなくて体の鈍い人が風邪をひけるようになることと、せっかくひいた風邪が最高の体質改善をもたらすように経過を見守ることです。

愉気は天心で行います。直接的に風邪を治そうとか風邪をひかそうとは考えないのですが、相手の体がなりたいようになっていけばいいと思って愉気をしていくと、体の鈍かった人は風邪をひいて熱まで出せるようになっていくし、風邪をひいた人はきれいに経過していきます。それは、体が自ら望んでそうなっていくのです。

人の体は、本能で望んでいないことを強いられると鈍く硬くなっていきます。弾力を失ってしまうと風邪はひけません。愉気でその方向を変えることができると、弾力を取り戻し始めたときに風邪になるのです。

普段は風邪のことなど考えないのが健全です。感染予防と言って「うがいをしましょう。

手洗いをしましょう。消毒しましょう」と言って心が萎縮したときにひく風邪はたちのいいものではありません。だからといって、わざわざ「風邪をひこう」「熱を出そう」と思う必要もありません。

無意識が導くのが本当の体の要求です。

風邪をひいたら、上手に経過させるポイントはあります。痛みの出ているところがその人の弱いところで、そこを改善させるための風邪ですからそこに気を集めます。のどが痛かったら腎臓が弱いのです。土踏まずは腎臓の急所ですから足湯をするといいです。

頭痛になる人は頭が疲れています。首の後ろを蒸しタオルで温めると頭痛は取れます。呼吸が苦しい人は胸の前面を温めます。悪寒がするのは硬直している背骨を震えることでゆるめようとしているのです。胸椎八番を揺さぶってあげるときれいに経過します。体は硬直しているところをゆるめたくて風邪になっているのです。最後は熱と汗を出し切ると経過は終わりです。熱が上がりきる前に後頭部を温めたり愉気していくことですべてを出し切って風邪が終わり体はすっきりします。

出てくる熱を冷やしたり薬で症状を止めると体は硬直したまま風邪が終わってしまいます。熱を出し切って風邪が終わった体とはぜんぜん違うのだということが手で触ってわかるようになると、薬を使ってしまったことの本当の意味がわかります。

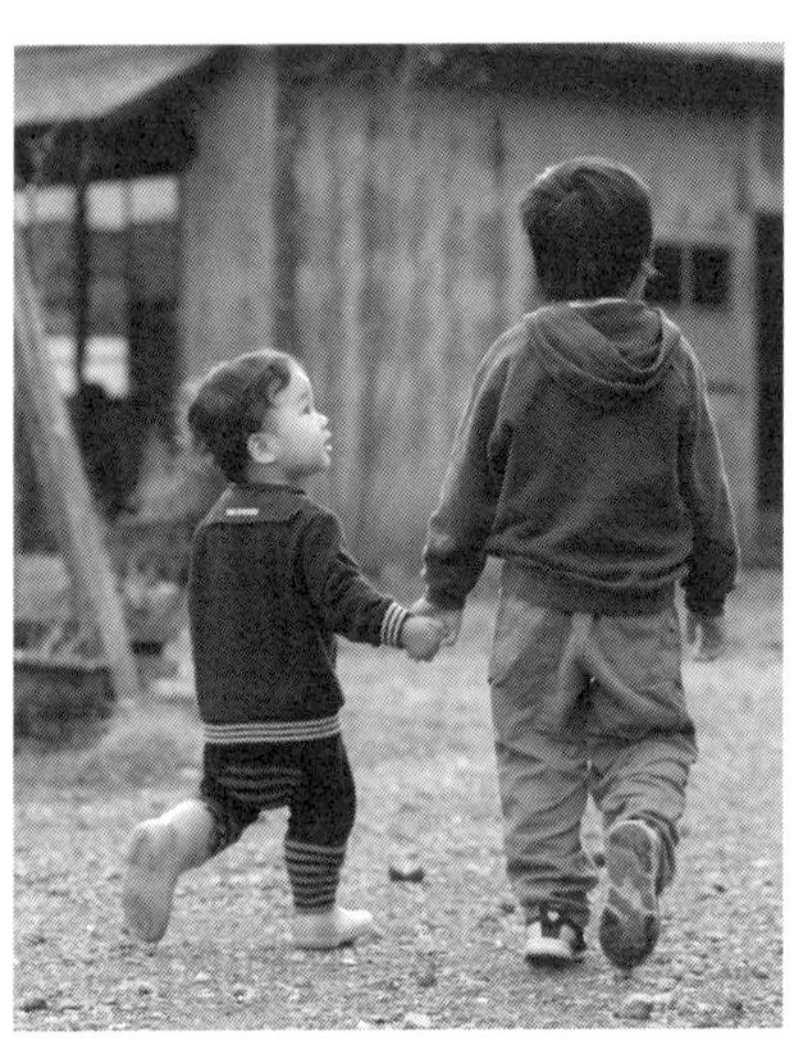

心の整理

冷蔵庫が小さいから食材が入りきらないのだとばかり思って大きいものに替えたのですが、それもすぐにいっぱいになってしまいました。となると問題は冷蔵庫の収納力ではなく怠惰だったのかもしれないし、食材を溜めこむのは不安からかもしれません。

ちょっと気を抜くと居住空間がすぐにもので埋まってしまうのがもので溢れる現代の私たちの生活ですが、玄関に出しっぱなしの靴がない、テーブルの上に物がない、棚が一段まるまる空いている、などという状態を目にすると心が洗われる思いがします。

物が置ける（置きたくなる）場所に、あえて物を置かないというように、自発的に抑制することはエネルギーを生みます。そして、物を置きたくなる場所になにも置かずに美しく整えることはきれいなエネルギーを呼びこむことになります。

空いている時間や待つ時間をもったいないと感じて雑用で埋めないほうがいいです。

「もったいない」は物を大切にする気持ちですが、「時間がもったいない」と感じるのは心の焦りです。足湯をしながら本が読みたくなる人は、あえてしないことを試してみてはどうでしょう。

自ら進んで「しない」ということをする。頭の浄化、気持ちの整理ができます。心がポカンとすることが大事です。

人は、食べる物があるときに自ら進んで断食をすると体は健康になるけれど、食べたいのに食べる物がないと不安で死んでしまいます。整理されてスッキリしている冷蔵庫と、食べる物が買えなくてなにも入っていない冷蔵庫は、似ているけれども違います。

人は満たされない心、寂しさ、不安などを解消しようとして情報で頭をいっぱいにしてしまいますが、情報のほうを捨てることです。

真空に物が吸い込まれるように、なにもない空間はエネルギーを生みます。

頭がポカンとしている人と、頭が情報でいっぱいの人の骨盤の動きは質的に違います。

頭がポカンとできる人の骨盤はダイナミックに動きます。心がポカンとするときに骨盤が開いてできた隙間に命が流れ込む働きが女性の生理であり妊娠です。これが命を呼びこむということであり、妊娠の極意であり、自然治癒力の発生源でもあります。

おたふく風邪の意味

乳児期から幼児期は男の子も女の子も中性の同じようなもので、性の働きはまだありません。6歳頃から男の子と女の子はそれぞれの性に向かってはっきりした違いが現れ始めますが、その頃の子どもたちがかかる病気におたふく風邪（耳下腺炎）があります。

おたふく風邪が生殖器に関係することは知られています。おたふく風邪の経過に失敗するとインポテンツや卵巣炎になることがあるので恐れられています。

しかし、おたふく風邪をきちんと経過したときに起こる素晴らしいことについてはほとんど知られていません。おたふく風邪はほっぺたが腫れるだけでなく、きちんと経過すると生殖器系統が健全に育つのです。だから整体ではおたふく風邪の子どもの足首や腰に愉気をして健全な経過を促すのですが、経過が終わると男の子は男らしく、女の子は女の子らしい行動が現れてくるのがわかります。女の子をいじめてばかりで乱暴だった男の子が女の子をかばうようになったり、女の子のままごと遊びが単なる真似事ではなく具体的に愛情の対象を持ち始めるなどの変化が見られるようになります。

自分だけでなく他の人のことがわかるようになることが性が育つということです。

性がはっきり強く育つということは、中性から男らしく、あるいは女らしく偏るということです。自分が偏っているから逆の特性を持つ相手を求めることで調和を図ろうとするのが性です。


昔から人類はこういった体の変化を促す必要があるときにいつもウイルスの助けを借りてきました。ウイルスを利用して、おたふく風邪は生殖器を、麻疹は肝臓を、水疱瘡は腎臓を育てる病気です。これらの子ども時代にかかる病気の症状を治めることばかりに目を奪われないで、体の変化を長い目でよく観ればウイルスとの共生という意味がわかってきます。

しかし、ワクチンの普及でそれらの病気にかかる子どもは激減しています。おたふく風邪にかかる子どもは最近ほとんど見かけません。

おたふく風邪にかかることの効用を知っている人は、どこかでおたふく風邪にかかった子どもがいると聞けば出かけて行ってわが子に接触させたりしていますが、それで感染できることはほとんどありません。もうウイルスが弱くなってしまったのでしょうか。人とウイルスが共生するにはある程度のまとまった数が必要なのです。

「もう、おたふく風邪は絶滅してしまったのだろうか」と思っていた矢先、本当に久しぶりに両方のほっぺたを見事に腫らせた子どもを観ました。その子は佐渡島から来た子でした。絶滅寸前のトキを見るように(最後のトキがいたのも佐渡島でした)僕がおたふくを懐かしがっていると、その佐渡のお母さんは、「いま、この子の保育園では、みんなかかっています」と教えてくれました。いるところにはまだいるんですね。そのお母さんが「佐渡に帰ったらおたふくの子どもたちに悋気をしたい」と言うのでやり方を教えました。おたふく風邪の経過には「足を冷やしてはいけない」などの注意点も多くあります。プールに入ったり川遊びなどで足を冷やすことは厳重に注意しなくてはいけません。

「生殖器が育つ病気なのにどうして足なの?」と思う人は体のことを知らない人です。妊娠時に足首を捻挫したら出産時の骨盤の動きに影響が出るというように、生殖器と足のつながりは深いのですが、おたふく風邪は子ども時代にそのつながりを作ってくれます。

そのお母さんに、おたふく風邪のときにどこに愉気すればいいか、そして注意することを紙に書いて渡したら数ページにもなりました。こんなにもたくさんの昔からのノウハウが世代を重ねることで蓄積しているのですが、それらはもう使うことのない技術なのだろうかと思っていたものです。

ワクチンが普及して、おたふく風邪に失敗して後遺症で苦しむ人は減ったと思います。でも、それは経過に失敗した場合だけの話です。昔の人のほうが人の体をよく観ていたのだと感じます。体を観る知恵というものがありました。

僕は、「ワクチン接種についてよく考えてください」とか「考え直しましょう」とかあまり言わないことにしています。ものごとを判断するときにインターネットを検索して答えを探す人にこちらの考え方を話して天秤にかけられても、正しい判断ができるかどうかはわからないからです。正しい判断基準を持てるかどうかは、その人の持っている感覚に帰結することだからです。

だから僕は、育児講座のお母さんたちに愉気の方法を伝えています。ワクチンでおたふく風邪を抑えた子どもの体と、おたふく風邪をきちんと全うして経過した子どもの体を触って比べてみれば、自分の子どもをどのようにしていきたいかについて思うことがあるはずです。

その違いが触ってわかるなら、近年の若い女性の不妊症の増加の理由も体に触ればわかります。

初潮の迎え方

幼児期を過ぎた女の子は、少しずつひと月周期の波（リズム）を自分の体の中に作っていきます。そして、何年かしてその波が大きくしっかりしてくると初潮を迎えることになります。

初めての生理を迎えるとき、「なんだか目がよく見えないな」と感じることがあります。それは目を休ませたいという体からの信号です。知らないと、目のコンディションと生理が関係あるなんて思いもよらないことかもしれませんが、目と生理の関係はその後もずっと続くのです。

目や頭という骨盤にとっては余計な働きをストップさせて、女性の体は全身で初潮を迎えます。体にとっては、初潮はとくに変動が大きいので、目をしっかり休ませて骨盤が自由に動けるようにしてあげてほしいものです。

初潮のときに視力が落ちるのは一時的なもので、しっかり目を休めて骨盤の動きが安定すれば視力は戻るものなのですが、それを待てずに眼鏡やコンタクトレンズを使ってしまうと視力は戻りません。

「そういえば、おばあちゃんにも生理のときは目を休めなさいって言われました」と話す女性は多くいますが、言われたのはたいていお母さんではなくおばあちゃんからです。それは、昔の女性はこういうことをよく知っていたけれどお母さんの時代くらいから体の知恵が忘れられているということなのでしょう。

初潮を迎えるのは小学生の高学年から中学生くらいですが、黒板の字が見えないことが問題となります。そのとき担任の先生がなんて言ってくれるかが、女性としてのその子の将来の体を左右してしまうこともあるのですが、男の先生だったら実感を持って親身に対処してくれることを望むのは難しいことなのかと思っていたら、意外と女の先生でもこのことを知らない人が多いのです。

「生理だからって目を休ませていたら勉強がついていてこられなくなってしまうわよ」と女性の先生に言われたと聞くと本当にがっかりしてしまいますが、そう聞くと、こちらとしてはその先生の体はどうなっているんだろうと心配してしまいます。それでその先生に話を聞くことになったのですが、まだ若いその女性はやっぱり初潮のころからずっと眼鏡をかけていて、いまでも生理痛がひどく、「でも、生理痛の薬を飲みながら努力してきたから私は大学に行って教師になっている」と言うので、体の調整をしていったら考え方も違ってくるだろうになと思いました。

でも、いまや女生徒たちに向かって「受験に勝つには低用量ピルを使って生理をコントロールしたほうがいい」と話す女性の先生が実在する時代です。下手をするとそれが男女平等の方向だという話にまでなっています。そして、その発想が特異ではないと感じられる人たちがいる時代になろうとしていますが、その発想より先に本来の女性としての体の狂いがあり、感覚の狂いがあるのだということを言っておきたいと思います。発想を生む前に体が狂っていたのでは正しい答えは導けないと思うのですが、時代はいまや不妊症大量生産の体制です。

だから、僕たちとしては、初潮のときから目を休ませてあげて、生殖器が充実する感覚のほうを育ててあげたいのです。その感覚を育むことは、その後も生理、妊娠、出産の基本となります。

生理が始まるのは、月の波に沿った骨盤の開閉運動が始まったからですが、骨盤開閉の振幅が大きくなるということは感情が豊かになることです。だから、女の子の骨盤の動きを守ってあげるには、我慢をさせずに個々の感受性を認めてそれを引き出すように感情の起伏を見守ってあげることです。思春期の女の子には、楽しい気持ちで毎日を過ごすことがなにより大切なことです。

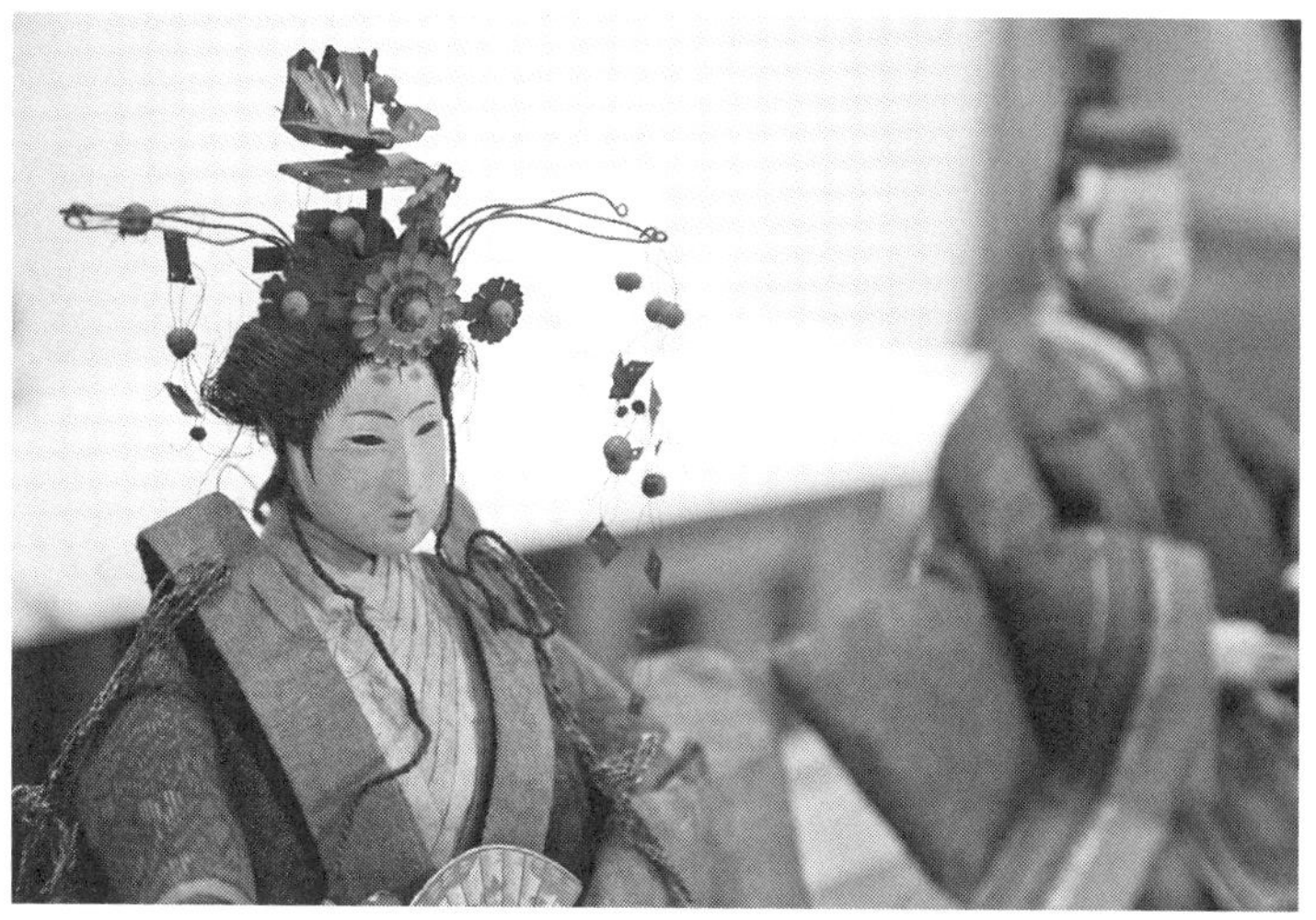

災害の後で思うこと

東日本大震災から三年がたちました。[※3] 2004年のスマトラ沖地震のときは津波で多くの友人を亡くしましたが、三年前の災害のときもいろいろありました。僕は昔、三陸に移住する計画を立てて住む家まで見つけるところまでいっていたのですが、そのもしかしたら自分が住んでいたかもしれなかった町が津波でそっくりなくなっていました。

あれから時とともに想いは変わっていきましたが、原発への不信感は何も変わりません。都内まで出かけるときもなにかあったら歩いて帰ってくることを考えて靴を選ぶというように、「危機は起こるもの」と思うようになりました。

三年前の3月11日の地震の直後から州子は「なんだか風がへんだ」となんども訴えていました。僕はなにも感じなかったのでそれを聞き流していましたが、後日のニュースで原発の事故を知って愕然としました。州子が感じたことを僕は感じられなかったからです。

※3　2012年3月執筆時

これでは全然ダメです。危機を感じるセンサー感度こそ生命体としての実力です。

事故から一週間後は不安をあおる報道が横行して、不安でパニックを起こす人もいました。知り合いにも西日本へ避難していった人たちがいましたが、きちんと判断できなくてそうしたのではないかと思う人たちもいました。パニックを起こす原因が自分の体のほうにあるなら、九州に逃げても今度は中国から飛来するものに怯えているのではないかと思います。

災害時に避難するときも判断の正確さを決めるのは自身の五感であり勘ですが、それは体の敏感さからもたらされます。

放射能を感じてなのかはわかりませんが、州子のように体の違和感を訴えている人がいました。その人は、終戦の年の広島生まれで母親の胎内で原爆に被曝している人でした。元から被曝しているから放射能に敏感なのか、放射能に過度の恐怖感があるからなのかはわかりません。

放射能の測定をしている人たちから原発の危険性を聞かされる機会がたびたびありました。

「このあたりだってこんな数値が観測されています」と言われるのですが、数値で言われてもどうもピンと来ません。観測されたデータを元にどう行動するかを頭で考えるというのが現代的手法なのだとは思いますが、ひとりひとりが危機感を肌で感じられることが原発のあり方について本当に考えることになるのだと思っています。だから僕が関心あるのは、「放射能を感じることはできなくても、なにかしらの危機感を体で感じることはできないものだろうか」ということです。

ある医師が、「事故があっても原発は国が安全だと言っているから安全なのだ。国のアナウンスを疑っていたら私たちの仕事は成り立たないのです」と話していましたが、それを聞いてなるほど、だからあんなに薬が出せるのかと納得してしまいました。

自分が属する体制が発する情報を鵜呑みにしているのは、自分の目でものを見て判断することを放棄していることです。薬浸けになった体が本当はどうなっているのかを自分の肌で感じることをしないと直感が死んでしまいます。

これは、原発反対運動をしている人たちについても同じことです。もともとは生命として正しい感覚から生まれたはずの思いが、信条のために対立するものと戦うようになると自身の感覚を忘れて情報の応酬になってしまいます。イスラム教徒とキリスト教徒がお互いに相手の話を聞かない構図と同じで不毛な戦いです。対立して戦うことに関心が移ったときに自分のなかで感覚が閉じていくことに自分で気がつくのは難しいことです。真実はいつでも個人的な感覚の中にしかありません。

僕がはじめて原発事故の怖さを感じたのは州子よりもずっと遅くて、事故から二週間後でした。

都内で電車に乗っていると、顎の下の甲状腺を大きく腫らせた子どもたちの集団がいました。「もうこんなことになっているのか」と驚いてしばらく見ていましたが、車内の誰もこの子たちの異様さに気がつかないようでした。あの子たちはいったいどこから来たのか聞いておけばよかったと後で思いました。

それからしばらくは操法に来る人たちの甲状腺を観ていました。甲状腺を腫らした子どもは確かにいましたが、そのうちみんな落ち着いてしまいました。

友人がボランティアで災害地に行きました。現地の様子を自分の目で見ることはなにが起きたのかを知るための一番いい方法です。でも、僕は行く気になれませんでした。埼玉にいても災害の影響は毎日強く感じられたからです。

初めは放射能による体の異常ばかりを探していたのですが、結局それは一時的な変動だけで収束していきました（放射能の影響が体に顕われるのは、これからもっとずっと先のことなのかもしれません）。それよりも災害の影響として広く起きたことは精神的な不安でした。

「放射能が怖い」と言って家から外に出られなくなった人たちは、店の食材を買うことも畑の土に触れることも怖くてできなくなっていました。

人は、土と水と風が信じられなくなったら生きてはいけません。人がいくら傷ついても回復することができるのは土や水や風との調和を取り戻すからです。その戻るべきところに疑いを持たせてしまったことが原発事故の大罪です。本来あるのが当たり前の戻るべきところを本当に失ってしまうまで科学技術の暴走は止まらないのかもしれません。

ここ埼玉の地にも被災地から避難してきた人は大勢いました。

原発に近くてもう住めなくなった人、地震で家が倒壊した人、津波で家を流された人などが親類に身を寄せながら操法を受けにきていたのですが、福島や宮城といった、もう戻れないかもしれない自宅の住所を名簿に記入するときの途方にくれた表情は複雑でした。そういう人たちの言いようのない疲れの溜まった体に愉気をしていくと、体がゆるんだときにいろいろな感情が出てくるものです。大声でワンワン泣きだす人もいましたが怒りが出てくる人もいます。怒りの矛先はみんな原発に向かうのですが現実はもっと複雑でした。そうやって傷ついている人の中には東電の社員も含まれているからです。ある東電の社員は自分の家が津波で流されてなくなっているのに、仕事場では毎日電話で人々の怒りの声を聞いてひたすら謝っているそうです。

原発の事故から四週間後、福島第一原発の職員が操法を受けにやってきました。

事故後も避難せずに中央制御室にずっととどまり続けている人たちがいることはニュースで聞いて知っていましたが、そのなかのひとりの体を観ることになりました。

「逃げちゃった同僚もいたけど、やっぱり逃げるわけにはいかなくて」と話すその人は、事故がなければ定年退職しているはずだったそうです。肉体的な疲労と心労はもちろんですが、気になるのは当然ながら放射能の影響です。高濃度に被曝して内臓までやられていればいけないほどではありませんが、そこまでひどくはありません。と言って被曝していないとも言い切れません。被曝の可能性に対しては不安でいっぱいのはずなのに、自分の健康状態を気にかける余裕もなかったようです。

その人の体は、なんだか黒くて深い穴のなかから抜け出せない感じで、州子が愉気をしながら泣いていました。

「ずっと終わらない疲れのなかにいるようです」と言われましたが、これ以上、体のことを話す気になれませんでした。

操法が終わると、「これから福島に帰ってすぐにまた原発に戻ります」と言われて返す言葉は見つかりませんでした。止めることも励ますこともできません。体を気使う言葉もふさわしくないように思えました。まるで神風特攻隊を送り出すような心境です。特攻隊と似ているのは自ら死地へ向かうことと、大きな権力構造によって作られた犠牲だということでしょうか。

「なんでそこまでするのか」とこちらは思いますが、こんなに体はボロボロになっても迷いのない表情からは、「守るべき人たちがいて、自分にはできることがあるから」という思いが伝わってきます。だからこの人は愉気を受けにきたのだと思いました。

あれから三年たって、「あの人はまだ生きているのだろうか」と思わずにいられません。

災害を乗り越えるということは試練によって思想が鍛えられることでもあると思います。

だから諦めないで心を研ぎ澄ませていきたいものです。

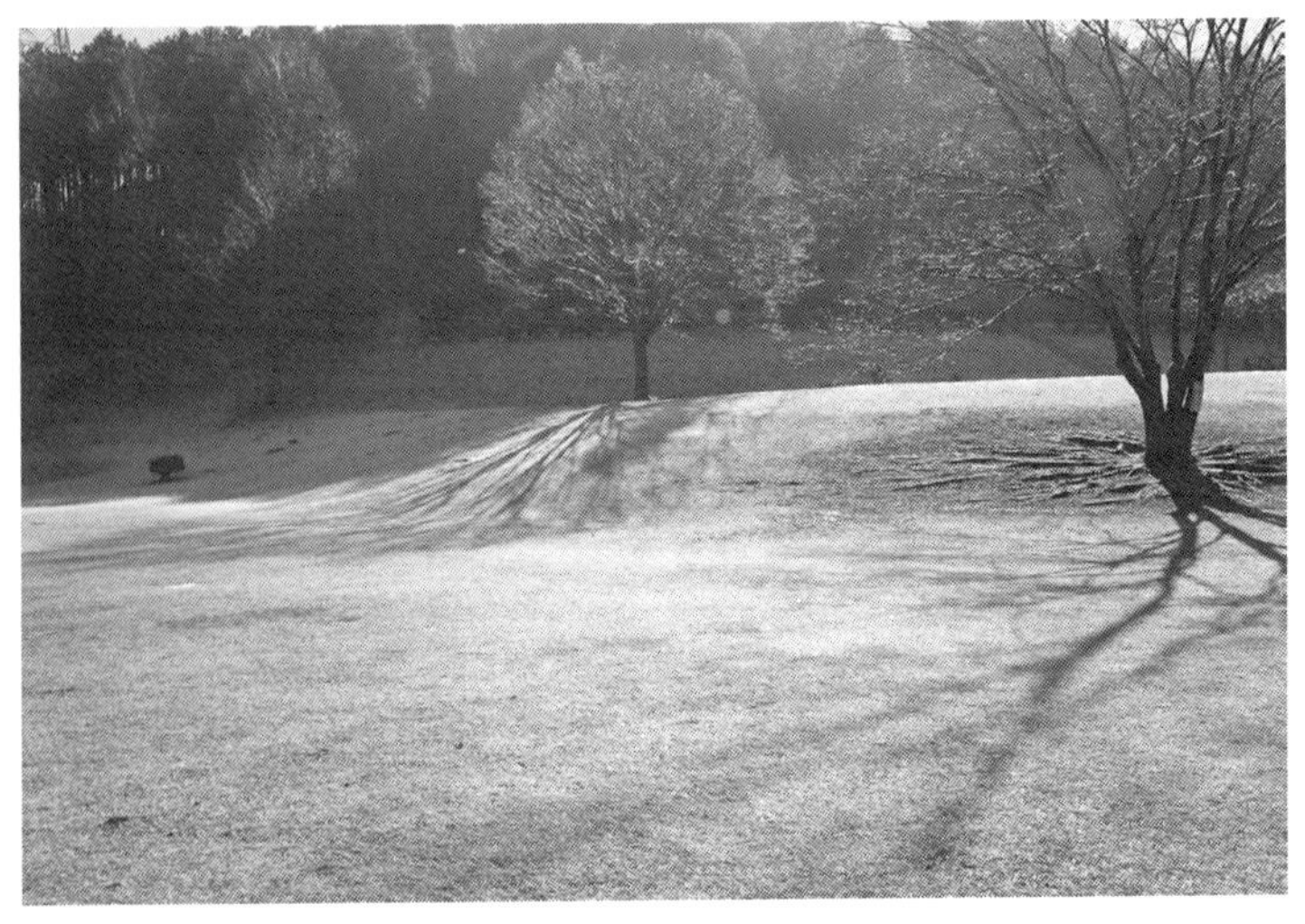

産まれ出て来るということ

鳥のヒナが卵から孵るときは、その小さなくちばしで殻を内側からなんどもなんどもつついて、とても長い時間をかけて少しずつ割って出てきます。

親鳥は卵を外から優しくつつついて誘導しますが、殻を割ってあげたりはしません。簡単に殻を破ることのできる強いくちばしを持っているのに決して割りません。

ヒナが自力で割って出てくることがこれから自分で生きていく力を獲得することだと知っているかのように、余計なことをせずにジッとそれを見守っています。

人間はいろんなことを知っていて感情も豊かで心も弱いから、まだか細くて生命力も小さいヒナが必死になっているのを目にすると、つい手を出してしまいます。

でも、そうやって人が殻を割って出してしまったヒナはどこか弱いところがあるように思います。

「無事に生まれることだけに意味があり、違いはない」という人もいますが、僕はその違いを観ていくことに関心が向いてしまいます。

ここ100年の間、科学の先端で医療が進歩してきて、出産させる技術も変わりました。特に帝王切開の技術は昔のように出産で命を落とすようなケースを劇的に減らしてくれました。しかし、そういった技術のすべてが殻を割って取り出す方向の進化形です。本当に割って出したほうがいいのかをもう少し考えることも必要なのではないでしょうか。

誰かに出してもらったのと、自力で出てきたことが本当に何も違わないのだったら科学的手法のほうが即効性があって合理的で効果的です。昔ながらの出産をさせてくれる助産婦さんなど時代遅れの遺物でしかありません。

しかし、自力で産むこと、自力で産道を通って産まれ出てくることにはやはり大事な意味があります。それは自分のリズムでやりきることにあります。女性の毎月の生理を考えればわかりますが、リズム（波）は生命の原動力です。女性にとって出産はその波の力が最も強くはっきりするときです。骨盤が開く前に取り出してしまったら波は混乱してしまいます。骨盤が壊れるほど開ききり命からがら産道をくぐり抜けるという経験をすることで、母子ともに波の力がはっきりと力強いものになります。

北風に吹かれてコートを吹き飛ばされたら、その後は寒くてどうしようもないけれど、太陽に照らされて自らコートを脱いだ人は心地いい。その違いは体に起きた要求を中断したか全うしたかであり、その心はその後の人生にも影響していく。

これがイソップ寓話『北風と太陽』の整体的解釈ですが、僕たちの整体操法は、女性の体といえば骨盤の波ばかり観ているようなものなので、この違いはとても大きいことのように思います。いい出産をした骨盤と、そうでもなかった骨盤と、不本意な出産をした後の骨盤はぜんぜん違うのですが、その違いは自分のリズムを守れたかどうかにあります。

僕たちが妊婦の整体操法でやりたいことは、出産時に自分の力を出し切って、自分のタイミングでやりきることができるように準備を整えておくということです。手助けがなくては産まれてこられないような生命は準備不足です。放っておいても産まれてしまうとか、勝手に出てきたというような、なるべくしてなるようにしてそのときを迎えさせてあげたいものです。それは医療から見ると何もしてないように見えるのかもしれませんが、とても強い力で守られていることなのです。

娘の出産

——州子

長女の春香が二人目の子どもを授かって、いつともなく愉気をしながら出産の準備をしてきました。この家で自宅出産をすることを決めて里帰りしてきた娘は、大きなお腹を抱えながら、掃除をして料理をして薪を運んで子どもたちと遊びながら過ごしていました。

整体の稽古会では妊婦の骨盤が出産までどういう変化をしていくのかを観察させてもらいながら多くの人の気に包まれて、妊婦としては申し分のない日々を送ることができたと思います。

途中、逆子になってしまったこともありました。逆子は母体の精神状態がよくないときに起こりますが、娘も激しい夫婦喧嘩をした後で逆子になりました。

野口先生は、逆子には、「きみ、それは逆さまだよ」と話しかけるだけでいいと仰っています。私の場合は話しかけるだけでは戻せないので、岡島先生から教わった逆子を戻す操法をして、最後に話しかけてみました。そうするとお腹の中の赤ちゃんはぐるぐると動き出して頭を元の位置に戻しました。「話の通る子だねえ、なにが起きても大丈夫だねえ」と娘と確認することができました。

出産予定日を何日か過ぎましたが、娘の体の状態に文句をつけるところは見当たらないし、あとは出産予定日なんか忘れてゆっくり陣痛を待てばいいと思っていました。

予定日を十日過ぎたところで助産師さんが内診をして「この子宮の厚さではまだまだですね。これは出産予定日がだいぶ違っていたと思うよ」と言われました。

そういえば、「自宅出産をするのだったら病院に行くのはゆっくりでいいと思うよ」と私が言ってしまったために、娘がはじめて検診を受けたのは妊娠四ヶ月頃でした。四ヶ月では胎児の大きさに個体差が出てしまって正確な診断はできないと病院で怒られたことを思い出しました。そのためか臨月に入っても小さい子だねと言われていました。

道場に来る妊婦さんの中には、「あと何日で陣痛が起こらなかったら促進剤を打たれるんです」と言って病院を抜け出して愉気を受けにくる人もいます。そういうときには、不安を取り除いてから骨盤に愉気をしていくと自然に陣痛がくるものです。不安があると陣痛は起きないのが女性の自然な生理です。

「検査ばかりして不安になることばかり言うから陣痛が起きないし促進剤が必要になる」

「促進剤に頼る医師は、促進剤が必要になる状況を自分で作っている」と言って誠さんはいつも怒っていますが、現代では自然に産まれることが当たり前ではなくなってしまいました。

「出産予定日は生まれる日のことではない」

「産まれた日が、産まれるべき日だから、遅れるぶんにはどんなに遅れてもいい」

そう言って、予定日が違っていたことなんてなんの問題もないと思っていた私たちを驚かせたのは、「数年前から予定日を二週間過ぎると促進剤の使用と病院での出産が法律で義務づけられました」という助産師さんの言葉でした。予定日のほうが違っていることがもうわかったのに、呆れてものも言えないという感じでした。子どもが自分の力で産まれてくるためにずっとやってきたのに、いままで積み上げてきたことをこんな形で乱されるなんて情けないと思いました。

「法律には従うしかありません」と話す助産師さんと行った病院では、もう人工的な出産をしていく前提で話は進められ、あと一日で陣痛が来なければ入院するように言われました。本当は陣痛が来るのを（あと数日）待てばいいだけなのに、こんなことってあるのですかと泣きたくなりました。

その日の夕方、誠さんが最後の愉気をして、「やれることはやったよ」と言ってくれました。娘のほうはといえば、いままでずっと自分のペースで体を動かしながら穏やかに過ごしてきたのが、この数日の予定日騒動で体も心もすっかり乱され困惑していました。

しかし、今夜がタイムリミットという言葉を聞いたときから腹が決まったのか顔つきも変わりました。そして本当に最後の夜に陣痛がやってきました。

駆け付けてくれた助産師さんが、「ご家族の思いが伝わったのですね」と言ってくれたのですが、誠さんが愉気しながらお腹の子どもに言っていたのは「きみがまだ出たくないならまだいいからね」ということでした。

「助産師さんを呼ぶのが早すぎる」と誠さんに叱られましたが、意味がわかりませんでした。観音様に陣痛が始まった報告をして、助産師さんが破水を起こして、娘がいきみはじめてからかれこれ2時間になっても赤ちゃんはまだ降りてこようとはしませんでした。そのうち娘の集中力が切れてくるのがわかりました。

「赤ちゃんが危ないので、このまま強い陣痛が来なければ病院に運んで吸引してもらいましょう」と助産師さんが私に告げました。

それを聞いた娘ははっきりと目を見開いて決意をすると、それから大きないきみを二度ほどして、そうして子どもを産み落としました。陣痛を起こしたのも、最後の最後にこの状況でいまさら病院に運ばれたくないと、彼女は彼女の強い意志で産んだのだと思いました。なんだか壮絶な出産でした。


産まれてきた子を見て、誠さんがすぐに愉気を始めました。こんな混乱の中で産ませてしまったと思っているのか、彼がこんなに思い詰めたような愉気をしている姿は見たことがありません。娘の夫が感動の対面をしたくてずっと待っているのですが、声をかけられる感じではありませんでした。

でも、娘は、「この子は本当はもっと遅くに産まれてくる子だったのに、こんなふうに出てきたけど、でも自宅で産めたし、ジィジとバァバにすぐに愉気をしてもらえたからとってもいい出産だったと思う」と話してくれました。「そうだね、よかったね」と、早回しにしてしまった時間の流れを元に戻すように、暗い部屋でゆっくり過ごす日々が母子に始まりました。

でも、娘は本当はもっと安心して産めたはずなのにと誠さんと二人して振り返れば思うことがたくさんありました。出産に法律が関わってくることも予想外でした。今回の出産は、あまり大事ではないことに振り回された感じばかりが残ります。こういった苦労はすべて本来なら関わらずにすますことができたはずのものです。

「あの助産師さんは出産を、産まれるものではなく産ませるものだと思っている」と彼は繰り返し言っていました。こういうことが前もってわからなかったのは自分たちの迂闊さなのですが、「こんなに余計なことばかりに乱されるのだったら次は自分で取り上げる」と彼は言っています。

しかし、整体が大事にしていることがそんなに特殊で突拍子もないことだとは思えないのです（医療の進歩の方向とはずいぶん違うのは確かですが）。

出産に関して、私たちがムキになって「これだけは守ってあげたい」と思っていることを「そんなの当たり前よ」と笑い飛ばしてくれるような助産師さんは、どこかに必ずいるはずだと思っています。

おねしょ

幼児にとって、おしっこやウンチの世話を親がしてくれていることは、自分が親の保護下にあって守られていることの象徴です。だから、もう親に面倒を見てもらう必要のないほど上手にひとりでおしっこやウンチができるようになることと精神的な自立は同時に起こります。

自立し始める時期は、まだ親に甘えたい気持ちと親から自立したい気持ちが交互に現れますが、同時に現れることはありません。揺れ動いている不安定な時期で、ただ、気持ちが満たされないことが続くと執着を生みます。

おねしょの原因は、体の欠陥ではありません。未成熟といえばそうなのですが、それは成熟してないというより成熟しようとしているから起こることです。子どもは生まれたときから子どもなりの完全体です。親の世話になっているのは、親が世話してくれるからです。世話してくれる親がいなかったらさっさと自立します。

おねしょすることを躾(しつけ)が足りないのだと思って、うまくできなかった子を強く叱っている親もいます。なかには体罰でおねしょが治ると思っている親もいますが、これは交通事故に遭うような悲しい出来事です。子どもは失敗しておねしょをしてしまったのではありません。完全な体で、自分なりの正しい判断でおねしょをしています。おねしょをして得られるものは自分に対する親からの関心であり注意です。布団を濡らすと親がいつもより真剣になって自分に向き合ってくれるという構図ができるとおねしょは止まりません。

「子どものおねしょが止まりません」という相談はとても多いものです。それに対してこういう説明をしながら言葉のかけ方や態度の示し方の具体的な方法を伝えていますが、その意味がわからないうちは言葉だけを真似てもたいていはダメです。

けれども、しばらくして子どもが今までおねしょでなにを訴えていたのかがわかるときがきます。そのときに、その人、その親なりの言葉が腹の底から出てくると、子どものおねしょが止まるということが起きます。もうおねしょの必要がなくなったのです。

育児に必要なのは、「こうすると子どもは親の言うことを聞いてくれる」というハウツーではありません。大事なのは子どもに対する観察力を養うことですが、観る目を養うために必要となるのは、親自身の心の成長です。

利他心（ローリーという名の犬のこと）

病気になった原因を自分のなかに探さず、病気をなにか悪いもの、退治すべきものとして治療を求め始めたときに、人は本物の患者、病人というものになっていくのだと僕たちは思っています。そして、その願いを叶えるべく、どんな病気でも退治してくれるのが良い治療家というイメージが世間にはあることを知っていますが、僕たちはそういうことがしたいわけではないし、そんなことはできもしません。それに、他人から一方的に治してもらったものなんてまた同じことを繰り返すものだと思っています。それよりは、その人が原因となる問題にきちんと向き合って、過去にさかのぼるようにひとつひとつ解明していけるように付き合っていきたいと思っています。

初めて僕たちのところを訪ねてくる人のなかには、「病院で匙を投げられました」という方もいらっしゃいます。そういう方たちは、たいてい病院によくいる「外来患者さん」

みたいな雰囲気を持っていて、治してもらうことばかり考えていますが、一緒に体操や呼吸法を練習していくと視野が拡がっていくものです。

そして、さらに愉気を覚えていくと病気との向き合い方が変わっていきます。

始めは自分が治してもらうことしか考えなかった人が、他人に愉気をする稽古をしていくと、治してもらう側から治す側へと自分の立場が変わってしまいます。これは病人根性を捨てるにはとても効果的な方法です。体は心の導く通りになっていくものです。

憎悪、恨み、嫉妬、怒り、絶望、これらの良くない感情にいつも支配されているのだったら、その人の中には治癒に振り分けられるエネルギーはありません。

また、誰かに自動車で追突されてムチ打ち症になったケースのように、相手だけに非があって自分が被害者だと思ってしまうと自分の体に気が集まらず結果として治癒は起こりにくいものです。

逆に、癌が治ったなど、それまでとは体の方向性が変わるような変化を伴う治癒が起こっているときというのは、ネガティヴな感情は消え失せ純粋無垢な心が残り感謝の念に満たされています。いつでもそうですが、治癒と感謝はセットなのです。だから、治癒を求めるならば、治ってから感謝するのではなく前もって普段から感謝の心を持ち続ければいいようなものですが、感謝の対象がないままその気持ちを維持するのは難しいことです。それとはお構いなしに起こる身の回りの雑多な出来事に翻弄され感情が支配され続けるのが私たちの日常生活だからです。

そして、自らの感情を制御せずに治癒という結果だけを求めてしまうと「癒されたい」という言葉になりますが、これは治癒には結びつかず、貪欲の増長に終始してしまうものです。

たしかに、毎日の生活に振り回されながら感謝の心を持つことは難しいのですが、他人のためになにかをする、他人に尽くす、ということは自発的にできることですし、気持ちも切り替えられるとてもいい方法だと思います。

感謝は、してもされても人と人との間に起こる現象として一つのもので、方向は関係ないのです。それは「愛する」と「愛される」の関係とも同じことです。片方が愛することで双方が満たされます。「私はこんなに愛しているのに見返りが少なくて不満」と感じるのだったらそれは愛情ではなく自分本位の執着です。

同じように、他人に愉気をするということも、人と人との間に起こる感応現象ですから、愉気は受ける人だけでなく、する人も元気になるのです。

Sさんという女性が愉気を受けに通ってくるようになって、もう十数年たちます。はじめは全身に痛みがあり、寝返りも打てず、箸を持つのにも苦労している人でした。病院で頸椎ヘルニアと診断されたのですが手術を頑なに拒んだために匙を投げられ、二年ほど一人で頑張っていたころに僕たちと巡り会いました。異常個所は首だったし、筋金入りのなかなか手強い相手でした。

最初のころは首に触っただけで悲鳴をあげるので恐る恐る腫れものに触るようにしか人を近づけてくれませんでした。しかし、愉気の触り方は受け入れてくれたようで、Sさんは週に二回タクシーで通ってくるようになりました。

月日を重ねて愉気をしていくうちに、どこを触っても大丈夫だという感じになってきました。しかし、Sさんは自分のことを動けないと思っていることが問題でした。愉気をしただけ体は変わっているのですが、自分で動くことをしないのです。それはタクシーの乗り降りの様子を見てもわかります。自分で来るのではなく運んでもらっているのです。自分の体を自分で動かしていないので、それ以上は良くなっていかないのです。自宅でもほとんど動かないで生活していることは体に触ってみればわかります。

「もっと動いてみてくださいね」と、操法の後で言う言葉を自分で虚しく感じながら愉気を重ねる日々でした。なんとかしてSさんが体を動かすようにならないものかと思って体操をする日を作ったり、呼吸法だったらできるかもしれないと思って稽古会を設けてみたりしたのですが、他の人ばかりが来て、Sさんは頑なに動こうとはしません。愉気の稽古に誘っても、「私にそんなことができるわけないでしょう」と鼻で笑うばかりです。

Sさんの体が変わらない本当の原因は、その凝り固まった心でした。

そんな状況が一転したのは、それから二年ほどたったころでした。

Sさんの大事にしている愛犬ローリーが倒れて動かなくなってしまったのです。診察してくれた獣医さんから、「15歳という年齢だし、もうできることはありません。もうダメだと思います」と言われました。子宮の癌でした。Sさんは自分も病院で同じことを言われたことを思い出したのか、僕に、「ローリーに愉気をしてもらえますか」と言ってきました。

こちらの提案は何も聞かないのにそういうことを言ってくるのかと思いました。でも、それはSさんの口からはじめて聞くことのできた素直に愉気を求める言葉でした。こちらも打つ手がなくて困っていたところなのでご自宅を訪ねることにしました。

リビングルームに置かれたグランドピアノの下でうずくまって動かないローリーに愉気をしながら、「お前も大変だったろうな」と話しました。そこには「頑固な主人にね」という言葉が省略されていたのですが、本当に大変だったらしくずいぶん反応がありました。犬や猫には愉気がよく通じるものですが、僕とローリーには同じ頑固な相手に手を焼いた共通体験があるので、なんだかはじめて会ったとも思えないような共感がありました。たぶん、ローリーは自分がこれからどうすればいいのかをこのときもうわかってくれたのだと思います。愉気をしていて、そういう手ごたえというか確信を感じることができました。その日の夜、Sさんの夫が帰宅するとローリーは玄関まで歩いて迎えに出て驚かせました。

そして翌日、Sさんは「私もローリーに愉気ができますか」と僕に言ってきたのです。それからは、Sさんがローリーに愉気をする生活が始まりました。

僕は、「ローリーは歩くと良くなっていくと思うよ」と話しました。そして、ローリーと僕は通じているので、Sさんから愉気を受けるとローリーは散歩をねだるようになりました。

Sさんはずっと自分は歩けないと言っていたのに、ローリーのためならと散歩に出るようになりました。まだあまりよく歩けませんでしたが、ローリーもおしりから出血したままヨロヨロと歩き続けました。その散歩は、深夜、早朝、季節を問わず続けられました。近所の人たちがそれを見て、「寝たきりだったはずの人が、病気の犬に連れられていつも散歩している」と噂するようになりました。

Sさんがローリーに愉気をするようになって僕の出番はもうなくなりました。もっとも、もとから僕がなにを言っても体操ひとつさせることもできなかったのです。でも、ローリーがSさんにさせていたことは、まさに治癒に至る極意とも言えるものでした。それは、「自分にとって困難だと思うことを毎日数回、新鮮な気持ちで心から喜んで行う」とでもいうようなことでした。

ローリーには目的意識のようなものがあったのだと思います。もうヨロヨロとしか歩けない体なのにSさんとの散歩をあれから毎日欠かさず四年も続けたのですから。

Sさんが、「もう自分は動ける」と思えるようになったころ、ローリーはそれと入れ替わるように19歳で亡くなっていきました。

ローリーが亡くなった日、いつも忙しくして滅多に顔をあわせることのなかったSさんの家族が、なぜか全員そろっていたそうです。その犬は、自分のやることをやりきって家族に見守られながら死んでいったのですが、気が集まるとそういうことも起こります。

連続する命

女性が妊娠したならば、もう、出産と育児に向けて生活を切り替えていくべきです。臨月に入ってからいい出産を望んでも準備が間に合いません。「でも、産休は一ヶ月前からしかもらえません」という話をよく聞かされますが、それは会社が決めた都合であって妊婦の体の都合とは何の関係もありません。自分の体に起こっていることがわかるのは会社の上司ではなく自分だけです

妊婦らしい生活が送れずに出産を迎えると、いろいろと人工的な手助けが必要になったりもします。こういう医療的処置をしてもらうことが出産することだと思っている人もいるようですが、それも違います。

「人間らしく扱ってもらいたい」とは、よく聞く言葉であるし、誰しもがそう思っているはずです。僕は、人工的な措置をされることが人間らしい扱いを受けなかったことだと思ってしまうのですが、世間には最新の医療機器や特効薬などを使った治療を受けることが

大事にされることだと思っている人たちがいます。それを受けることで自分がより人間らしくなっていけると思っているようです。しかし、それは勘違いであり、科学と自然に対する誤認が招いているただの幻想です。

科学技術というものは、検査はできますが命を作ることはできません。

出産は本来、準備ができて臨めばなんの手助けも必要としないものです。

医療の世話になってなにかの処置をすることで子どもが産まれてくるのではなく、今まで気がつかなかった、自分たちを取り巻いて包んでいるなにか大きな力に導かれて、「なにもしないのに勝手にそうなる」という感じで産まれてきてしまうようなものです。その力を感じることは、母にとっても子どもにとっても、この上なくスピリチュアルな体験として記憶に残ります。

僕は、そのような経験に導いてくれるのが良い助産師さんだと思っています。それは大事なときに余計なことはなにもしないですむために、あらかじめ導いておくということだと思います。

人の体は「なるようになる」しかないのです。だから整体では育児の話は出産から始まります。どういう出産をしたかでその子の感性が大きな影響を受けているからです。

そして、どういう出産をするかは妊娠時期の過ごし方や、妊娠する前からの体の様子が関わってきます。思春期に入る前から出産の準備は始まっているわけで、どういう初潮の迎え方をするかというところまでゆうに遡ることができますが、そういったことを左右しているのはその子のお母さんの生理と出産にまつわる経験と認識だったりします。

つまり、この連鎖はどこまでも続いていて切れ目がありません。

人が死んでいくときも同じことです。成仏するということは、きちんと生き切って最期はなにも残らないことですが、これも「なるべくしてなる」ということです。出産が生まれるべくして生まれるように、死に際にも死ぬべくして死ぬ理想の死があります。

人が死んでいくときというものは、生き切った人なら静かに逝きますが、最期に何かを伝えたいなら人生でいちばん素直な気持ちが現れるときです。それが、思い残すことなく死んでいくということです。それは心が洗われるような、厳かな空気に包まれた中で起こりますが、なるべくしてそうなります。

ところが現代では、助けるべき命と死んでいくべき命の区別がつかなくなっています。厳かであるべき別れの時間が病院のベッドで機械につながれたり薬を入れられたりする大騒ぎに終始して死に際を乱された人が、本当にきちんと成仏できるのかが心配です。

死んでしまった後で医師から聞く「あらゆる手を尽くしたのですが」という言葉は余計なことです。人の死に際に医師が活躍してしまうのは、死に対する準備不足です。医師の役割は、まだ死ぬべきではない人を助けてくれることで、そういうことはもっと死ぬ前に済ませておいてほしいものです。

本当は、死ぬべき人を導いてくれるのは僧侶です。現代では、まだ死ぬ前に坊さんを連れてくると「縁起でもない」と言って怒られると思いますが、正しい死を導いてくれるのは、元来、僧侶たちの仕事でした。これがうやむやになってしまったのは、人々が、生きるべき人と死ぬべき人が区別できなくなってしまったからですが、その原因は科学技術で医療が進んで死なずにすむケースが現れ始めたからです。技術の進歩によって救われることを現代の人は期待していますが、それは救いになるのではなく、避けられないものである死を乱しているだけだと僕には思えます。それは死ぬときにきちんと死ねないだけでなく、生前から科学技術に頼ってしまって自分の生を生き切っていないようにも思えます。

新しい命を迎える出産の場と、死んでいく家族を見送る別れの場が科学技術などに邪魔されることなく、人間同士が静かに心を通わせることを最も大切にしていた時代があったことを思い出すことを強く望んでいます。

人は生まれて死んでいくものだということを心に刻む機会を大切にすることが心を育てることになります。そうやって世代を重ねていくことが、連続する命を育むことだと思うからです。

父の死

去年はたくさんの実をつけた庭先のプラムの木に、今年はほとんど実がつきません。実のつかない年があるからこそ翌年たくさんつくのだけれど、そんなことはわからず「今年は少ないね」と思ってしまいます。人の一生も、思い通りの人生を全うする人もいるけれど、不本意な出来事ばかりに翻弄された不本意な一生を送ってしまって次世代に教訓を託す人もいます。これをどちらが良かったかと比べてもあまり意味はないように思えますが、世代を重ねることでようやく見えてくるものがあるようにも思えます。

私たちが科学技術の進歩による恩恵を受け始めてからまだ百年余りです。恩恵の方ばかりが目に付きますが、それが本当に良かったのかがわかるほど人間のほうは世代を重ねてはいません。科学技術に対して疑問を持つような本当に困った事態に遭遇するのは、ほとんどの人がはじめてであるということです。

たとえば癌という病気はこの数十年の間で急増した病気です。その治療法も近年になって開発されたものばかりです。自分の親が癌であることがわかったときに、手術を受けるのか放射線治療をするのか抗がん剤を使うのかなどと選択を迫られますが、たいていは医師の勧めに従うことになるのだと思います。どうしようかといくら考えても経験がないので選択しようにもわからないからです。そうして選んだ結果が吉と出ればいいのですが、「次回があるならあの選択は二度としない」などと言っているのもよく耳にします。しかし、親はもういないので次回はありません。それは、ほとんどの人が人生で一回しか経験できない選択です。

いまはまだ人類全体がこうしてはじめての一回を経験して教訓を重ねながら手探りで答えを探し求めている時期なのだと思います。

5月の下旬、実家の父が体調を崩して緊急入院したと、母から連絡がありました。

「なんでこっちに連れてこなかったんだよ」と母を責めましたが、「死んでしまうかもしれないと思うほど苦しんでいたから。それにこんなに大ごとになるとは思わなかった」と言われると、まあそうだろうなとは思いました。

「救急車は呼んだけど入院させられるとは思わなかった」という母には苦笑するしかないのですが、父の容態はすぐに落ち着いたようなので数日後に様子を見にいきました。

実家のある江戸川区には、僕のいたころには大きな病院はなかったのですが、時代は変わり、巨大な総合病院が新設されていて、父はそこに救急搬送されたようでした。

その真新しい病院に足を踏み入れると、すれ違う医師や看護師たちから明るい笑顔が帰ってきました。都会で流行っているお店で受けるような印象で、親切ないい病院に入れたみたいだなと思いました。

父の病室を訪ねると、話に聞いていたのとは違って静かな様子の父の姿がありました。

担当の先生から入院時の父の様子と具合を聞いていると、その会話を遮るように父は、「オレはもう長くないと思う」「家にはもう帰れないかもしれない」と言いました。

担当の医師は、若くて経験不足とは思えないけれどベテランと呼ぶにはまだ若いという感じのやさしそうな女性でした。

「お父さんは、ただの胆石ですから、たとえ手術になったとしてもぜんぜん難しいというものではありませんし、本当になんの心配もないんですよ」と、ちょっと困った顔をして、幼児を諭(さと)すような笑顔で話してくれました。すると父は、「わかってないな」と言ったきり後ろを向いて、それきり話すのをやめてしまいました。

そのあと、ナースステーションでその医師が手術までの予定を説明してくれました。

簡単な手術だと言っていたのに、「胆のうの他にもまだなにかあるといけないから、これからまだいろいろと検査する必要があります」と言われたので、こちらが感じていることを話しました。

「父は数年前から脳梗塞の傾向があります。初夏の汗をかき始めたこの時期に、こんなにしっかりと冷房を効かせた部屋でベッドに寝たきりで体を動かさないで薬ばかり入れていたら、胆石の手術は成功しても父の体は脳梗塞を起こすかもしれません」と言うと、その担当の先生は「あなたがなにを言っているのかまるでわからない」ということを口には出さなかったけれど表情に表しながら、いかに自分たちが万全を期した医療体制の元に治療を進めているのかを難しい専門用語を使って話し出しました。その会話は、僕が「なにを言っているのかまるでわかりません」と言ったので終わりました。

僕は、「本音を言えば、父をこのまま連れて帰って自分で看たいので退院させてはもらえませんか」と話すと、それにはどういう手続きが必要であるのかとか、今度は医療とはまったく別の分野の専門用語が羅列する説明が始まりました。

僕はもう話す気がしなくなってしまって、「もう入院してしまったのだから胆石の手術くらいさっさとやってしまってくれ」という気分になりました。

僕は、胆石の手術はなんの心配もしていなかったけれど、あの冷房の効いた部屋で寝て過ごしている様子を見たあとは、手術は成功してもなにか起こるのではないかと思いました。だから早くやってくれることばかり期待していたのですが、それから二週間たってもまだ検査が終わっていないと言われました。いくらなんでもそれはおかしいだろうと思って州子に行ってもらいました。

州子は、病室の父を一目見て、「これはまずいよ」と感じたそうです。

「父の体が冷え切っているので、冷房を切ってもらえませんか」と話しても「それはできません」とのことでした。「こんなに手足が冷たくなってしまっていたら心臓がもたない」と訴えると、父の体温を測ってくれた看護師さんは、体温計だけを見て「平熱ですよ」と言いました。話は聞いてくれるのですが、気の流れが止まったら人は生きていけないという意味を誰も理解してはくれませんでした。

「これは本格的にまずいぞ」

州子の報告を受けて二人でどうしたものかと考えましたがわかりません。誰とも話が通じないことだけがわかってきました。唯一思いついた策は誘拐です。車で乗りつけて誰にも断らずに勝手に父を乗せて連れ帰ってきてしまい、翌日、母に謝りに行ってもらうというものです。

もしがあるなら、もし、これを実行していたなら父はまだ生きていたと思います。でもそれをしなかったのは、いくらなんでもあんなにたくさんの救命機器と医療スタッフに囲まれながら万一のことなんて起こらないだろうという思いこみがあったからだと思います。万一のことが起こったときにこそ、なんとかしてくれるのがその病院のはずだと思っていました。

そうやって悶々と過ごしてから二日後、6月6日の朝早く、病院から父の容態が急変したのですぐに来てほしいと連絡がありました。ものすごい後悔の念に駆られながら走って電車に駆け込みました。車内放送で車掌さんに叱られましたが、駆け込み乗車はこういうときにしてしまうものだと思いました。それから電車とタクシーを乗り継いでようやく病院にたどり着きましたが、いつもの病室に父の姿はありませんでした。

「安井ですが」と名乗ると看護師さんが神妙な顔つきをして別の部屋まで案内してくれました。

そこには黒いスーツ姿の男性が二人、棺桶のカタログを持って座っていました。葬儀社の人でした。

「ちょっと、順番が違うのではないですか」とさっきの看護師さんを追いかけて言うと、「すみません、まちがえました」と、あわてて今度は集中治療室に通されました。

その誰もいない集中治療室の中央には、すでに事切れて横たわっている父の姿がありました。

さまざまな蘇生法を試みたであろう痕跡が空気の乱れになって部屋の中に残っているのを感じました。心肺機能はすでに停止しているのに、巨大なわけのわからない機械がモニターに波形を映しながらチューブで肺に空気を送っていました。

僕は、そのチューブを引き抜いてしまいたい衝動にかられましたが、やめました。そして、苦しそうなままの父の顔に愉気をしたのですが、そのときが父が死に至る大事な瞬間だったと思っています。父の表情が穏やかに変わっていくのを眺めていると、いままで会ったことのない先生たちが現れて数時間前の出来事を話してくれました。

救命のための処置をしてくれた先生が、「死因は脳梗塞と心筋梗塞でした。これが同時に起きたので、もうどうすることもできませんでした」と話してくれました。

「わかっています」。だから、あれほど言ったのに。

次に、父の肺に空気を送っている機械を止めてもいいかと尋ねられました。最初は意味がわからなかったのですが、僕がうなずくと、その医師は機械のスイッチを切り、それから自分の腕時計を見て厳かな声で「死亡時刻は何時何分」と言いながら生命維持装置のスイッチを切った時刻をカルテに書きこみました。

「茶番だ」と僕は思いました。どういう神経でこんなことをするのだろうと頭が混乱しましたが、ああそうか、病院が手配した葬儀屋に僕がもう会ってしまっていることを看護師からまだ聞いていないからだなと納得しました。

最後に、管理職みたいな先生が前に出てきて、

「胆のう炎でお預かりしていながらこういう結果を迎えたことは、私たちはご家族からどんなお叱りを受けても仕方がないし、訴えられても仕方のないケースだと思っています」

と話してくれました。「それで、起訴なさいますか?」と聞いてきました。

もういい加減にしてください。さっきからずっと関係ない話ばかりじゃないですか。こちらが望んでいることは父の死を感じることだけです。それなのに次は訴訟はどうするかなんて、もうあなたたちとは話したくありません。

僕が唯一話したかったのは、その管理職みたいな先生の後ろに隠れるようにしながら僕と目を合わせないようにして震えている担当の先生とだけです。彼女が本音でなにか言ってくれれば、僕は「大丈夫ですよ」と言ってあげたのに。でも、彼女は僕に一言も言いませんでした。たぶん上司から「君はなにも言ってはいけないよ」という指示があったのだと思います。それは裁判を有利に運ぶために弁護士が被告人に話すのと同じものです。

その場にいた先生たちの関心ごとが医療訴訟のことばかりだということがわかったので、僕はもうそこで話す意味はないと思いました。ただ、最後に彼女が「私たちにわからなかったことが、どうしてあなたたちにはわかったのですか?」と訊いてこないのだろうかとずっと待っていました。そうしたら僕はいくらでも話してあげたのに。

結構ひどい目にあったとは思うのですが、この病院で関わったひとりひとりに対しては、怒りのようなものはなにもありませんでした。それを不思議に思ってあとからよく振り返ってみると、わかってきたことがいろいろありました。

その病院を最初に訪れたときに感じた都会的な笑顔、長引いた検査入院、こちらの疑問を専門用語で煙に巻く話し方、葬儀屋さんを手配する速度、医療訴訟に備える万全の体制、これらすべてが病院の経営サイドが作ったマニュアルだったのだと思います。そこからちょっと離れてくれればもっと人間的な話が通じたのだと思いますが、都会の大病院という巨大な組織の中で自分を歯車のように感じながら働いている人たちのことを思うと、彼女たちの生きづらさを感じずにはいられません。巨大なシステムが人間性を殺しているのだなという思いだけが残りました。

「本当に大事なことは機械で計測してもわからないが、手で触れば的確にわかる」という師匠の岡島先生の言葉が思い出されます。

自分が整体をやっていて、しかも、親を看取るための愉気を他人には説いておきながら自分の親を病院でこのような形で亡くしたことの意味をあれからずっと考えています。

自分たちになにが足りなくてどこが弱いのかが露呈して突きつけられた出来事でした。手で触ってわかるということを、僕たちはまだ甘く考えていたようです。それは、そこから何が起きていくのかも本当はわかっていたはずだということです。

それから、人の死に際して大事なことはなにかということが、よりはっきりしたのだと思います。

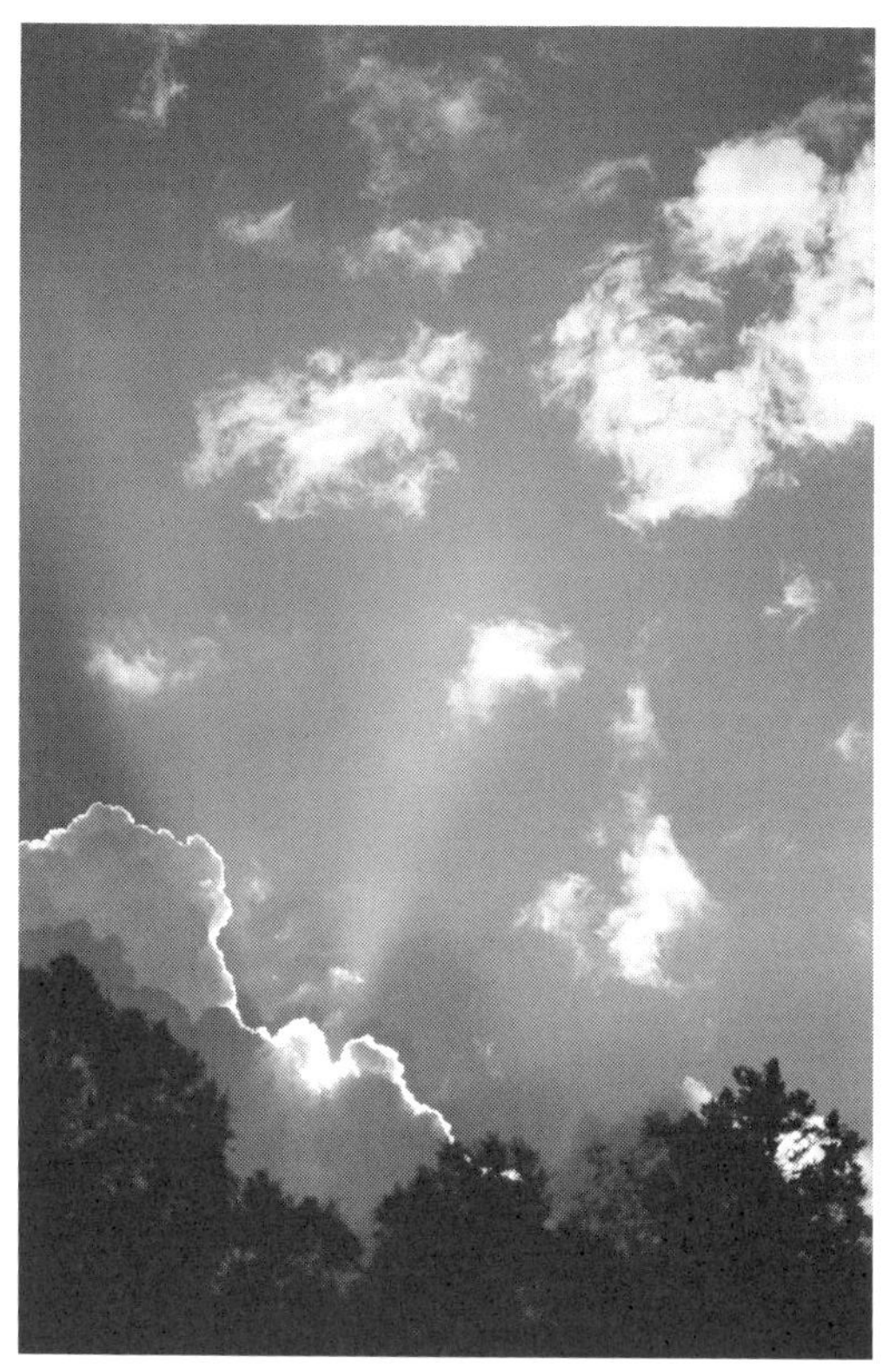

リズム

生きていることのすべての基本は呼吸です。

呼吸に「吸い」と「吐き」があることからすべてが始まります。

筋肉も神経も、吸いで引きしまり、吐きで弛緩します。体の働きはすべてが無意識の呼吸に同調しています。吸いが起こることで吐きの要求が生まれます。ひとつの働きが高まり、そして収束に向かうころ、それと入れ替わるように正反対の働きが生まれてきます。

体をよくしていく要求も、体を壊したことの中から生まれてきます。


食べて出す。発汗。発熱。皮膚の状態。神経の状態。これらはすべて体の波です。そしてさまざまな系統の波が絡まって体全体のリズムを作っています。

体の表面上に起こっているさまざまな変化や症状ばかりを追っていくと、ものごとは限りなく複雑に思えてきて混沌としてきます。しかし、体の中のエネルギーの集中と拡散だけを見つめていけば体の働きはとてもシンプルです。

体は動いて疲れれば休みたくなるものです。筋肉を使って縮んでも、休めばゆるみます。集中しきることで拡散が始まります。だから体は壊れても治っていくものだし、熱だって上がりきれば下がっていくに決まっています。それが体の波です。

睡眠も一日の波の中にあります。昼間、覚醒して活動するときは体は引き締まり、夜寝ているときは弛緩していきます。疲れるまで動くことで深い眠りが訪れます。自分の持っているエネルギーを使い切ることで新しい力は生まれてきます。

無意識の体の要求に従っているうちは、波に混乱はありません。体の中の自然を乱すのは、頭で考えた規則を体に押し付けたり感情に流されたときなどです。

睡眠の質は体の健康には大切ですが、「健康のためには何時間寝なくてはいけない」などと思ってしまったら自然な波を感じることはもうできません。

それから、惰眠を貪ってしまったら、よっぽど体を使うようにしないとバランスは戻りません。睡眠が足りているのに、波を無視して寝続けてしまうと、体が狂ってしまって動けなくなります。こうなるとなかなか元には戻れません。

春に眠くなるのは一年の中での自然な波です。体がゆるんでしまうからですが、春にゆるんだ心で過ごせるような余裕のある生活をすることが、自然の波の中で生きているということです。

だから春は寝過ごしてもいいのですが、夏の惰眠はもったいないことです。体が開ききり、呼吸も最大になり、一年の中で最も動けるのが夏です。疲れきるまで体の力を出し切る季節です。

体には調子のいいときと、そうでないときがあるものです。好調、不調の波も大切なものです。体の使い方に偏りが溜まって疲れを感じたり、それが取れたりしていくことのほかに、心静かに耳をすませるように自分の体を感じたときにわかる高潮、低潮の波というものもあります。

それはいずれも、自分で「動きたい」「動きたくない」というように感じるはずで、それに従うことが大事です。休むべきときに休むことは重要で、そのときは「動きたくない」と思っているはずなのです。それは「体をかばう」という感覚とは違います。

そして調子のいいときは体に無理をかけるべきときです。つまり、好調時にはあえて体を壊すことをし、壊れたら養生をする。これが限界を破っていく方法です。

ずっと同じリズムをキープして生きていくのではなく、緊張と弛緩の振幅の幅が大きくなっていくことを目指し続けていきたいものです。

緊張と弛緩の振幅の幅こそが体の弾力であり、その人の能力の高さです。

風呂

日本人が風呂好きなことにも理由があります。四季がはっきりとしていて、しかも梅雨という、体にとってかなり厳しい時期を持っている日本特有の気候風土の中から生まれた生活の知恵です。高温多湿な日本の夏に風呂は欠かせません。夏に汗を洗い流せることで受けられる恩恵は、冬に暖をとれることよりも大きいかもしれません。

最近はサウナが流行っていて、これはこれで気持ちのいいものですが、日本の風呂とは意味が違います。サウナは、普段は汗のかきにくい北欧の人が汗腺を通すのに好都合のものです。夏風邪をひいて発汗を促したい場合がそれに当たりますが、日本人だったらそういうときは足湯をしてきました。日本の夏は、すでに汗は出ているので、皮膚についた汗を洗い流すだけでさっぱりしてしまいます。だから頻繁に入れるのが日本の夏の風呂の理想です。

僕は、夏は一日三回は風呂に入っています。

朝、起き掛けにまず熱めの風呂にさっと入ります。昨夜のお酒が残っていても熱い風呂に入ると抜けてしまいます。頭も働き出すし、体を動かしたくなってきます。気持ちが引き締まって一日の準備が整います。

夏は、昼休みに風呂に入れるとずいぶん楽です。うちは冷房を使っていないので、日中は汗でびっしょりになってしまいます。夏の汗を洗い流すにはシャワーだけでも十分です。どんなに暑くても、汗がしっかりかけていれば体は大丈夫です。

しかし、かいた汗が皮膚についたまま冷えると毛穴がふさがって次の汗が出なくなってしまいます。汗を冷やして体の中に内攻していくと内臓の働きが鈍って体はだるく重くなっていきます。だから汗をかいたらタオルでよく拭く、シャツを着替える、汗を洗い流すといった始末が小まめにできていれば、汗を出し続けることができます。

夏の暑さを感じるとき、冷房の効いた部屋は気持ちいいと感じます。でも、その中にいられるのは僕の感覚では30分くらいが限度です。冷房で皮膚が閉じて汗が出せなくなると、今まで汗に乗せて体の外に捨てていたものが内臓にたまっていくのを感じてだるくなります。

だから冷房にあたってしまった日の夕方の風呂は重要です。熱い湯に浸かっていると、冷やした体に熱が入ってくるのがわかります。皮膚が開いて汗がかければ、冷房にあたって溜めこんでしまった汚れたエネルギーが汗と一緒に出ていってしまいます。

汗のかける体が戻ってくれば内臓が働き出して体は軽さを取り戻します。

しかし、風呂に入って体が整うのは風呂に入っているときだけではありません。風呂で温まっても体温以上の熱はすぐに出ていってしまうものですが、風呂でもらった熱が体の外に出ていくとき、その熱気と一緒に体に溜まった疲労が抜けていきます。夏の疲れはエネルギーの汚れが溜まることといってもいいものですが、風呂から上がって体から熱が抜けて行くときにその汚れが出ていくのです。これはエントロピーという話です。

それから夏に限らず、仕事で体がクタクタになった日や薪割りなどで激しい肉体疲労を感じたとき、僕は入浴を数回に分けています。

まずは夕方、「もうこれで仕事は終わり、これからは休憩」という切り替えとリラックスを誘導するための風呂です。このときはまだ筋肉疲労なんて取れません。しばらくしてからまた風呂に入るのですが、筋肉の疲労が激しい日は体が火照っているのを感じます。だから、ぬるめの湯や引き締まる刺激が気持ち良かったりします。それからしばらくすると熱い湯が気持ち良くなっています。ようやく体がゆるんで気持ちが満たされるのを感じます。

これらはすべてそのときの自分の体が快感を感じる湯温です。だからボーッと湯に浸かっている感じではありません。思考も神経も筋肉も、はっきりと弛緩に切り替わっていくきっかけを作るために湯温や時間の長さ、入るタイミングなど、すべてがちょうどいい一点になるように整えます。だから風呂に入りながら体を洗ったりする余裕はないのですが、これだけやると、激しい疲れも一晩で抜けていきます。

熱いと感じる湯で体は引き締まり、ぬるい湯で弛緩するのは子どもでも大人でも同じです。

すべての人に快を感じる適温がありますが、それはひとりひとり違うし、老人と子どもではぜんぜん違います。だから、子どもと一緒に入る風呂は子どものための風呂にしかならないので、あとから一人で入り直すことは自分のために必要です。その人の適温は朝と夕方でも違うし健康状態でも左右されます。そこのところをよく観ていきたいものです。

子どもが夜泣きをしているときは、体がゆるみたいのにゆるまないときで、泣いてもうひとつ緊張することでゆるもうとしているのですから、その子がちょっとだけ熱いと感じるくらいのお湯に入れてあげると一気にゆるんで眠ってしまいます。

子どもが雨の中で泥んこになって遊ぶのは楽しいものですが、冷えてしまわないかという心配もあります。子どもの体が冷え切っているのに気がつかないのは放任すぎますが、心配してすぐにやめさせてしまうのも過敏すぎで、子どもの心が萎縮してしまいます。

こういうケースは夢中になって遊んでいるうちはまだ大丈夫です。でも、気がすんできて動きが緩慢になってきたら頃合いです。用意しておいた風呂にさっと入れてあげます。

あとで風呂に入れるなら冷えることも怖くないのですが、要求が出てからそれが満たされるというように、タイミングが合うことで感覚を育ててあげることは、冷えを避けること以上に大切です。

子どもが一人で上手に風呂に入るのは難しいことです。体を温めてくれるような湯温は熱いと感じて入る前に拒絶が起こるし、気持ちいと感じる温度ではぬるすぎて、たいていはその中で遊んで冷えて終わるだけだったりします。

これは、体が温まると気持ちいいという感覚がまだできていないから起こる仕方のないことです。だから、子どもと一緒に風呂に入るときは、「熱くていやだ」と感じさせないよう始めてから少しずつ温度を上げていって、最後は鼻の頭に汗をかくくらいのところまで持っていけたらと思います。上手に入ると風呂はこんなに気持ちのいいものなのかという経験ができるように密かに（これが大切）導いてあげたいものです。

子どもが熱がっているのを「我慢しなさい」と言っていたのでは感覚は育ちません。我慢しながら覚えるのは感覚を閉ざしていくことです。

冬に冷たい水を浴びると風邪をひかなくなりますが、それは、体が強いことと感覚が鈍

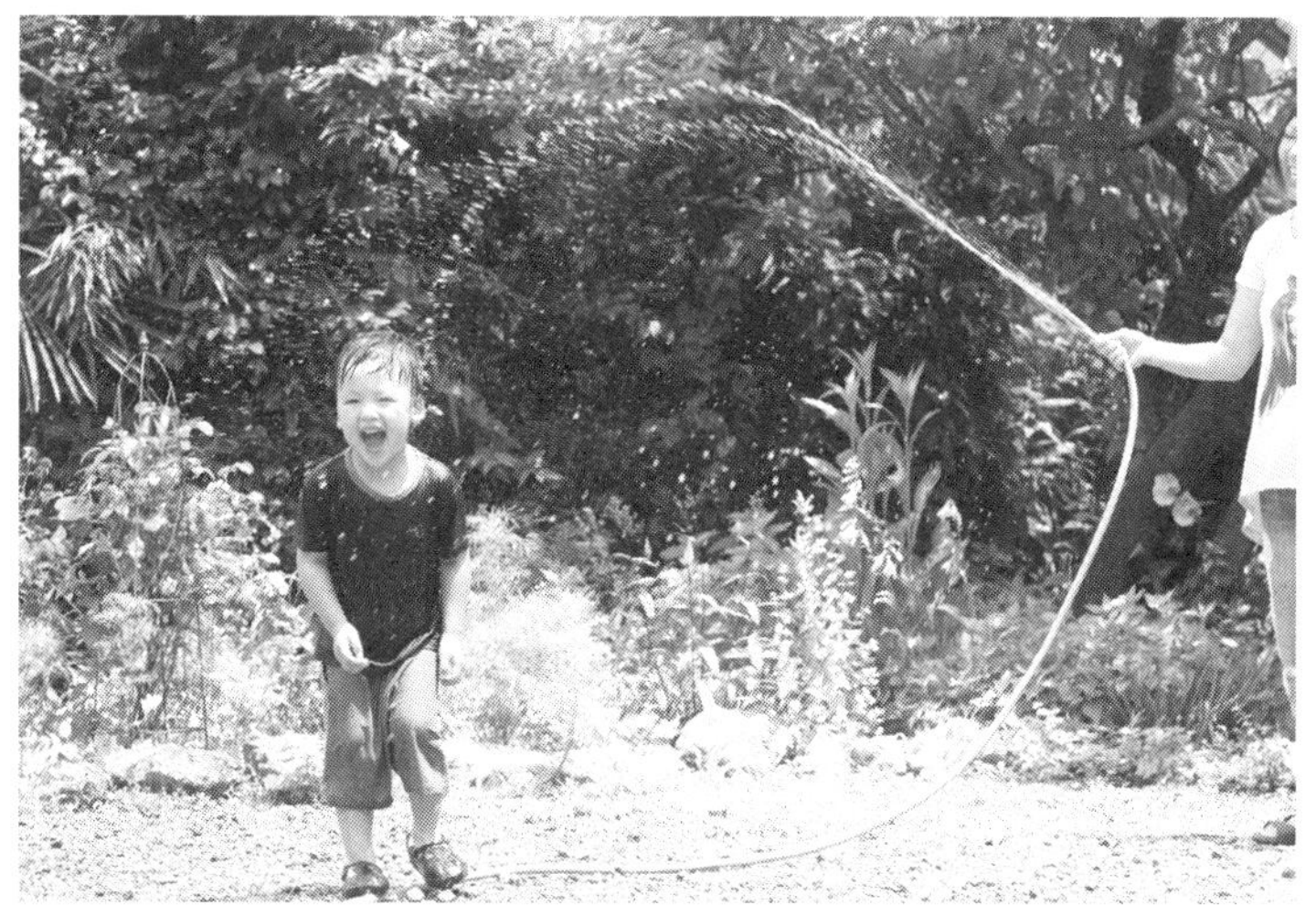

って反応が起きなくなることを混同しているようにも思えます。

体に厳しいことをすることが健康法だと思われているようですが、風呂の入り方を注意深く見ていくことは快感を育てる健康法です。体の感覚が上がることと体のレベルが上がることは同じことです。

体の中の今まで知らなかった快感に出会えたことが、感覚の上がった印です。

古傷を呼び起こす

Nさんという女性は、「肩が凝ります。首が動きません。頭痛がします」といつも言っていました。仕事で目を使いすぎてはいるけれど、そんな単純な肩こりではありません。首が曲がっているので頭痛がするのは当然ですが、首や肩をがんじがらめに固めている硬直の元をたどっていくとそれは背骨を伝わって骨盤まで達していて、一番おかしいと思えるのは尾骨でした。

「尾骨を強く打っていますよね」と尋ねても本人は記憶にないと言います。

かなり古そうだから忘れてしまっているのだろうなと思って、本人がいくら肩こりを訴えても無視して腰をゆるめることばかりしていたのですが、骨盤がゆるんで体全体の緊張が取れてくると頭痛が起きることもなくなっていきました。しかし、この古傷は相当古いものだからまだ時間がかかるだろうと思ってこちらはのんびり構えていたのですが、それから一年くらいたったころ、操法中にガバッと起き上がって一気にしゃべり始めました。

「いま突然思い出したのだけれど、昔、尾骨を打ったことがありました。二十年以上も前のたしか高校生のとき海へ遊びに行って、そのとき泊まった民宿の階段がとても急で、気をつけなさいと言われたのに足を滑らせてしまって、二十段以上の段差全部にお尻をぶつけて下まで落ちてしまいました。あんまり痛いのですぐに病院に連れていってもらいました。尾骨が曲がって中に入ってしまっていると言われ、肛門から指を入れられて尾骨を中から押し出してもらったんです」

こんなのは忘れたくても忘れられないような出来事ではないかと僕は思ったのですが、Nさんにとっては忘れてしまいたい出来事だったのかもしれません。だからなのか、人はみな、意外と自分のケガや打撲を覚えていないものです。

このようにして突然思い出した昔の記憶を操法中に話し始めるケースというのは、実は珍しいことではありません。体がゆるんで昔の状態に戻っていくときというのは、当時の状況が記憶の中で再現されるもののようで、そのケガをしたときに感じた匂いまで蘇ってくることもあるようです。

記憶に蓋をしていたものを取り除いていくように体の硬直を順番にとっていくと、途中で中から感情や苦痛が出てくることもあります。そのとき、「せっかく良くなってきていたのにまた逆戻りしてしまった」と感じることもありますが、それは封じこめるべきものではなく解放してあげるべきものです。

僕たちは体の中でエネルギーが膠着しているところを探してそれをゆるめていくのですが、それにまつわる古い記憶が出てきたということは、体の中で長い間でられずにいたなにかにたどり着いたということで、操法をしてきたことが間違っていなかったことの証です。

整体操法の目的に、昔に戻っていくということが挙げられますが、それは若いころのパワーやエネルギーを取り戻すということではありません。幼児の心を思い出すといってもいいのかもしれませんが、いつのころからか自分を縛っていたものから再び解放されるということです。

痛い目にあったり、嫌な思いをした経験は体を硬直させ、それに慣れてしまうことで忘れていきます。記憶を封じこめてしまうのです。それは嫌なことに蓋をして無視するということですが、体に硬直を残しているのでなくなりはせず、無意識の領域からいつも大きな影響を与え続けています。

古い日本語に「水に流す」という素晴らしい知恵を含んだ言葉があります。精神的にも肉体的にも、嫌なことは一度受け入れて認めてからゆるむことで捨て去ることができるのに、いつまでも拒絶して無視しようとしながら手放せずにしがみついているものはないのかを振り返ってみたいものです。

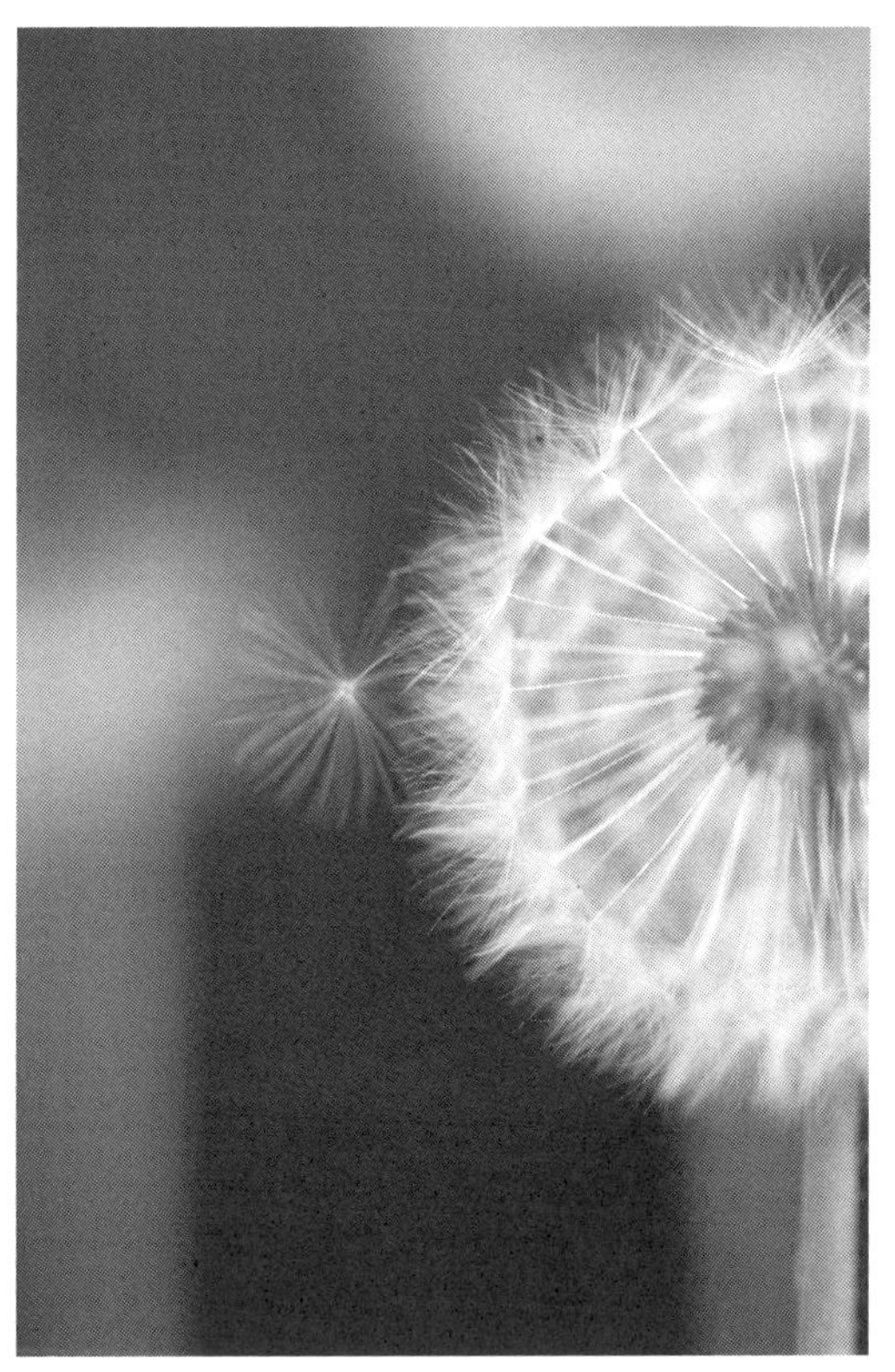

縁

僕たちは、自分自身に起こることにはすべて理由があると思っています。

必然でない出来事はなにもなくて、アトピーになるのも喘息になるのにも理由があります。必ずなにかを改善するためにそれらは起こっています。アトピーの症状があるほうが全体の調和がとれているということはよくあります。アトピーの助けを借りなくてはならない不安定さがもともとなければそれは起こることはできないのです。

ひどい花粉症のある人が、くしゃみや目のかゆみといった症状だけを止めてしまったら行き場のなくなった毒素で中毒を起こしていきます。そして花粉症は別の問題に姿を変えていくだけです。アトピーも、肝臓と腎臓の弱さを皮膚からの排毒で補っているし、それどころか皮膚の過敏症状はその弱い内臓を鍛えてくれています。かゆみや痛みなどの過敏症状は体を改善している働きの現れですから止めてはいけないのです。喘息の子どもが咳にして捨てようとしているのは自分の心の弱さです。すべては良くなるために起きている症状です。

大切なことは、なぜそうなったかと自分を振り返り、原因を自分の中に探すことです。原因がわかれば本当の改善への道が開かれるし、放っておけばいいのだとわかることもあります。

自分の中の原因に気がつかず、症状を退治することにしか目がいかない人は、強い治療を求めるものです。有名な治療家、即効性のある強い薬、大きな手術などに関心が向いていきます。

そして治療する側も同じように強い薬に頼ってしまうのは、人が自力で良くなっていくことが想像できないからです。

結局は、本人が自分自身の本当の問題に気づいてそれが変わらなければ、いくら表面の症状だけをいじっても解決には至らないものです。


子宮筋腫や卵巣嚢腫といったような生殖器に関する問題は、例えば夫婦関係のような心の問題が招いたものだったのかもしれません。しかし、病院で検査を受けてそういった器質的異常が見つかれば「もう必要ないでしょう」などと言われて簡単に切られてしまうかもしれません。そうした切除をしたために生殖器にメスを入れられた体は後年になって膝の故障を起こしやすくなるものです。筋腫は切除できても手術によって腰が硬直すれば足に負担がかかって膝に水がたまるのは必然です。しかし、生殖器の手術をするのは婦人科の医師ですが、膝を見てくれるのは整形外科の医師です。

僕たちは、女性の生殖器や骨盤の調整は主に足を使ってするので、生殖器といえば足のコンディションばかり観ているのですが、生殖器の手術の後から膝に水が溜まるようになったり、逆に足首を捻挫してから生殖器が壊れたケースを嫌になるほど目にしています。それで、子宮の切除と膝の故障の関係を知る医師はいないのだろうかと思ってしまうのですが、「もう何十回も注射器で膝の水を抜いてもらいました」などと平気で言う女性を観ると、どうして膝に水が溜まるようになったのかを誰も考えないのだろうと思ってしまいます。問題がすでに以前からあるから膝に水が溜まったのに、原因にはいっさいお構いなしで水だけ注射器で抜き続けても水はますます溜まるばかりです。原因を見ない人は方法のことしか考えられないのだと思います。

病気になったとき、提案された治療法に対して違和感を持つことはよくあることだと思うのですが、それは、その治療や薬というものが将来的に体を良くしていくものではないからです。

症状をすぐに抑えてくれたり短期的にはいいように思えるかもしれませんが、長い目で見れば、そして表面的な症状ではなく体のベーシックな部分に目を向ければ、体が良くなっていくものではないことがほとんどです。だから、病院で提案された治療に感じた違和感とは、自分の将来的な可能性を低く見積もられたことで生じている違和感なのです。

腰痛に悩んでいる若い男性がいました。

若いエネルギーに満ち溢れ、そのエネルギーを自分の仕事に注ぎこめない自分の体に悩んでいました。人に勧められて腰の手術を受けようかと考えているところへ、別の女性が手術以外の方法をアドバイスしてくれました。しかし、問題を見つめて自分の体を根本的に治すことには長い時間が必要だということでした。早く仕事に復帰したかった彼は、手術を受けることを選択しました。

腰痛は、腰の故障というよりも、心の不安定、精神的な未熟、要求の未成就などから引き起こされる体の状況そのものでもあるのですが、痛む部分を切除してしまうという近視眼的な対処法を選択してしまったら、当たり前ですが腰はもう二度と元には戻りません。それは、将来、精神的、能力的に成長するチャンスの芽を摘んでしまったということです。

その女性は、ずいぶん心配してその男性のためにいろいろ骨を折ったのですが、結局、彼の耳には入りませんでした。彼女は彼の将来を心配していたのですが、それは彼に想像できる時間の範囲を超えていました。それは、お腹が空きすぎて、「すぐに食べ物が欲しい、飢えて死にそうだ」と思っている人に、魚の釣り方や畑作業といった食料調達法を教えても耳に入らないのと同じです。刹那的な苦痛が心を占拠してしまうとものごとが見える範囲は限られてしまいます。

いくら話をしても相手との間にある溝が埋まらず、話が通じないと感じることはたくさんあります。整体なんかをやっていると、毎日がそんなことだらけです。

一見、主義主張の違いや方法論の違いのように思えますが、僕は、見ている世界、住んでいる世界がまるで違うのだと思っています。

だから自分がするべきことは主張の違う人たちと対立したり議論することよりも、自分の息が長くなっていく方向への精進だけです。でも、こうやって、僕たちがいつも見ている世界のことは書いたり話したりしていたいと思っています。

そして、溝のこっち側にいる、同じことを大切にしている仲間たちとも主義主張でつながっているのではありません。同じ世界を見て、同じように感じているだけなのだと思います。

こうした心の響きあいで、縁は切れたりつながったりしているだけなのだと思っています。

うさぎの島

「天国なんかないと思ってごらん」

いまの若者たちには信じられないかもしれないけれど、1970年にジョン・レノンが「イマジン」を発表したとき、FMラジオのDJが、「ジョンの頭はおかしくなってしまった」とか、「この人はこんなことを本気で考えているんでしょうか」と話していたのを覚えています。

「わけのわからないことを言ってないで、ビートルズのときのような歌を聞かせてほしい」と思っている人は少なくなかったように思います。

そのころの日本は戦争が終わって復興景気に国中が沸き、高度経済成長に突入して、「節約が美徳」から「消費が美徳」に宗旨替えしてしまったころで、日本にも少なからずいたヒッピーたちのように経済活動に参加しないで心の問題にうつつを抜かしていることは社会が許さないという雰囲気がありました。そうやって自分たちの手で、より良い社会を作りあげていくのだと誰もが思っていたのですが、それこそが天国を信じてそれを作り上げようとしていたことだったのかもしれません。

まだ、「イマジン」で描かれた世界を想像できる時代ではなかったのです。

１９７６年、中学生だった僕はイーグルスの「ホテル・カリフォルニア」に夢中になっていました。そのタイトル曲の歌詞はＬＰジャケットの内側に大きく印刷されていましたが翻訳はありませんでした。中学生でも十分理解できる単語ばかりのその歌の歌詞には、ロサンゼルスでの、文明の恩恵を享受した華やかな生活が歌われていました。それは自分の将来においても、社会的に成功すると訪れる未来だと思っていました。ただ、「意味を誤解されるだろうから翻訳はしないでほしい」という作者のコメントと、歌詞の最後の「but you can never leave」という言葉がわからなくてずっと気になっていました。

毎年、大晦日に、いまの自分が最も好きな歌と映画のベストテンを確認しているのですが、「ホテル・カリフォルニア」はその後もいつまでも忘れられない歌でした。ものごとを深刻に深刻に考えてしまうことの多い僕が、なんでこんなに楽観的な歌が好きなんだろうと思っていました。

それから大人になって、社会的な成功はなにも起こらず、ドロップアウトするように農業を始めようとしていたころに突然、歌詞の意味が腑に落ちてきました。「ホテル・カリフォルニア」は文明賛歌ではありませんでした。それは物質文明の享楽を経験すると心が荒廃して、そこから抜け出すことができなくなることを警告している歌でした。僕がそれを理解できなかったのは、若すぎたというよりも、まだ文明の正体を知らず、希望しか見ていなかったからかもしれません。


1977年に出版されたスイス人、イエルク・シュタイナーの「うさぎの島」という絵本があります。うさぎの肉を食肉に加工するウサギ工場で育った灰色ウサギと、捕まって工場に連れてこられた野生の茶色ウサギがそろって工場を脱出して冒険を始める話です。しかし、工場で育った灰色ウサギにとって自然界は怖いところでした。見たこともない怖い動物がたくさんいるし、食べるものも見つかりません。

「こんな怖いところにはいられない」と思ったとき、工場での暮らしを思い出すとそこはまるで天国でした。外敵はいないし、エサは自動的にいくらでももらえたからです。

お互いに、友達と一緒に暮らしたいと思いながら二匹は別れていきます。茶色ウサギの故郷は野山だったけれど、灰色ウサギのホームは工場だったからです。

この物語の最後でも、「but you can never leave」という言葉が聴こえてきます。


1936年に撮られたチャールズ・チャップリンの映画「モダン・タイムス」は、産業革命後の工業化によって工場労働者たちが人間的な心を喪失して機械化していく様子を風刺的に面白おかしく描いています。公開された当時は、ほとんどの人が他人ごとか作り話みたいに思って観ていたと思います。僕が子どものころも、映画館ではみんな大笑いして観ていました。


でも、現在、改めて観てみるとぜんぜん笑えません。現代では、ここに描かれているのは他人ごとではなく、自分が機械の中に組み込まれた歯車になってしまったような、巨大な組織の中の部品のように感じている人がたくさんいるからです。

「人間はバカではないからこんなことにはならない」と笑って観ていた未来の話が、いまはもう現実になっています。しかも、若い人や子どもたちは、こういう世界しか見たことがないのです。

行き詰まりが蔓延して、その影響は子どもたちにまで及んでいるのをみんな気がついているのに、全体の進んでいる方向は変えられないばかりかますます加速しているように思います。

自然と離れて体を使わない生活をしていると、頭はよりどころを失って短絡的な判断をするようになってしまいます。本当は、どう生きるべきかは脳だけではなく体全体で判断することです。体を使わなくなると、頭が小利口になって自分の安全を優先した合理的な選択をするようになります。それは短期的にはいいように見えてしまうものですが、長期的には矛盾が現れ亀裂が生じてきます。

エサに困らず外敵の心配もない閉鎖された空間に暮らしながら自然界のことをいくら想像しようとしてもそれは無理です。

しかし、私たちの現実では世間と離れたところにいる人たちが、ちょっと戦争をしてみようとか、病気になったらみんなが薬を使うようにとか、農業政策の方針だとかを決定して操作しています。

でも、怒る必要はありません。

私たちを、管理しよう、操作しよう、利用しようとしているエネルギーは上から下へと向かうものです。それは、親や先生が子どもにとって良かれと思って接するときでも、小さいけれど同じような力が働きます。鳥を安全に飼おうと思ったら鳥かごに入れてしまいますが、鳥かごの中の鳥は外に出たいと思います。外に出たいと思うのが私たちですが、その自由を求めて生きようとするエネルギーは大地から湧き天へと向かう性質のものです。だから管理しようとするエネルギーとはあえてぶつからなければ無縁で過ごすこともできるのです。

だから大切にしたいのは誰かと戦うことではなく、自然界と密接に関わった生活を送りながら真剣に生命と向き合うことです。そして、そういう生活の中に、人に手を当てるという行為が組みこまれていくことを僕たちは望んでいます。

わかりあえない相手といくら議論しても溝は深まるばかりですが、手で触れるとわかります。

愉気をするということは、人とわかりあう輪を拡げていける特別な力を持っています。

自分がどんな組織に属していても、すべての人が帰るべきホームは同じところだという
ことがわかると思います。
人々を隔てる溝の同じ側にいる人たちだけが仲間なのではなく、そんな溝はないという
ことがイメージできるようになる世界は、これからやってくるのだと思っています。

本書は、自然健康道場　安井整体の会員誌「愉気便り」２０１２年４月号～２０１４年10月号に掲載された文章から抜粋し、加筆修正をしたものです。

安井誠　やすい まこと
1963年東京生まれ。
自然農法で農業を営みながら作物の生命力を高めることを模索しているときに、野口整体の思想に出会い岡島瑞徳師に師事。現在は農作業はしていない。趣味はクラシックギター。

安井州子　やすい しゅうこ
1960年和歌山生まれ。

紀伊半島先端の漁師町で育つ。

NHK アナウンサーを経て自由の森学園で体育教師となり、そこで心と体に辛さを抱える多くの若者に出会い療術を志す。教師を退職して岡島瑞徳師に師事。

特技は竹山流津軽三味線。

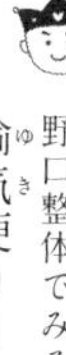

野口整体でみる心と体

愉気（ゆき）便り1

第一刷　2021年6月30日

著者　安井誠　安井州子（自然健康道場　安井整体）

発行人　石井健資

発行所　株式会社ヒカルランド

〒162-0821　東京都新宿区津久戸町3-11　TH1ビル6F

電話　03-6265-0852　ファックス　03-6265-0853

http://www.hikaruland.co.jp　info@hikaruland.co.jp

振替　00180-8-496587

本文・カバー・製本　中央精版印刷株式会社

DTP　株式会社キャップス

編集担当　小塙友加

ISBN978-4-86471-935-3